Más Allá de la Salud
Libro de Recetas Paleo y Keto

"Hackea" tu cuerpo para expresar salud... con lo que comes.

- Pierde Peso
- Balancea tus Hormonas
- Mejora tu Nivel de Energía por 200%
- Ponte en la Forma de tu Vida

Dr. Alejandro Osuna

ISBN-13: 978-1978282179

ISBN-10: 1978282176

Renuncia de Responsabilidad

Querido lector, es importante que recuerdes que la información en este libro no reemplaza la visita a un profesional de la salud y la información que en él se encuentra solo tiene propósito educacional. Entienda también usted que al leer este libro no significa que usted está entrando en una relación Doctor/Paciente con el Dr. Alejandro Osuna. Nada de lo que se habla en este libro desea diagnosticar, ni tratar ninguna condición, y la información no ha sido necesariamente aprobada por la FDA.

Para mi esposa y mis hijas, por la motivación de seguir adelante cada día, sin importar los retos o dificultades, ustedes son el aliento necesario para seguir, las amo mucho.

Para mi Papá y Mamá por enseñarme y educarme desde pequeño con sus acciones en: la perseverancia, la humildad, la certeza, la fuerza de voluntad, el liderazgo, seguir un ideal, la consistencia y ser yo mismo. Gracias, los amo mucho.

A la primera persona que me dijo que yo no era apto, porque en ese momento se despertó en mí el deseo de demostrar al mundo la capacidad que el Creador puso dentro de mí. ¡Gracias por tu motivación!

A todos los miles de pacientes que han puesto su salud en mis manos a través de los años y han decidido tomar "el camino menos transitado" cuando de salud se trata.

Gracias,

Dr. Alejandro Osuna

Lunes, 10 de abril de 2017

Tabla de Contenido

Introducción 1
¿Cómo Utilizar Este libro? 3
    Reglas del Juego 3
    ¿Qué es la Dieta Paleo? 4
    ¿Qué es la Dieta Cetogénica? 4
DESAYUNOS 5
    Panqueques de Calabaza 7
    Omelet de Batata 7
    'Muffins' de Calabaza y Nuez 8
    Huevos Revueltos con Camarones 8
    Omelet de Coliflor 9
    Huevos Japoneses 10
    Huevos con Curry 10
    "Muffins" de Huevo 11
    Batido de Arándano (Blueberry) y Macadamia 11
    Batido de Calabaza y Cardamomo 12
    Batido de Aguacate y Piña 12
    Panqueques de Harina de Plátano 12
    Panqueques de Coco 13
    Super "Muffins" 13
    Huevos con Calabacines al Horno 14
    Lassi con Especias 14
    Huevos Revueltos con Setas 15
    Panqueques de Harina de Almendra 15
    Omelet de Espinaca y Queso de Cabra 16
    Caserola de Huevos Horneados 16
    Huevos en Coco 17
    "Meatloaf" de Desayuno 17
    Granola (sin granos) 18
    Granola de Coco Hecha en Casa 18
    Panqueques de Manzana 18
    Revoltillo "Especial" 19
    "Muffins" de Manzana y Canela 19
    Crepas de Banana con Fudge de Chocolate 20
    Fudge de Chocolate 20
    Fritatta de Coco y Curry 21
    Panqueques de Calabacines 21
    Tarta de Huevo sin Borde 22
    Crepas de Coco 22
    "Muffins" de Canela y Fresas 23
    Mazamorra de Coco 23

Bebida Tropical de Turmeric 24
Batido Especial 24
Batido de Proteína y Calabaza 24
Batido "Shamrock" 25
Batido de Amareto y Capuchino 25
Pan de Coco 25
Pan de Calabaza 26
Masa para Pizza de Almendra y Linaza 26
Pan de Centeno (Rye) 26
Revoltillo de Vegetales 27
Burrito de Desayuno 27
Huevos Rancheros 28
Hamburguesas de Desayuno 28
Prosciutto de Melón 29
Batido de Rasberry de María 29
"Muffins" de Gloria ('Morning glory muffins') 29
Pastel de Nuez 30
Pudín de Chía 31
Crema de Limón 32
Crujiente de Manzana 32
Pan de Banana 33
Frittata de Salchicha 34
Cereal de Brownie 34
Panqueques de Almendra 34
Revuelto de Huevo con Walnuts 35
Batido de Bayas y Chías 35
"Muffins" de Arándanos 36
Batido Contra el Cáncer 36
Batido Quema Grasa 36
Batido de la Abuela 37
Biscuits Sureños 37
Omelet de Espinaca 37
Batido de Arándanos 38
Batido de Bayas Maximizadas 38

ALMUERZOS/CENA 39

Puré de Celery 41
Couscous de Coliflor 41
Repollo Ahumado 42
Repollo con Cebolla y Manzana 42
Picadillo de Tocineta y Batata 42
Setas Portabella Rellenas 43
Estofado de Res 43
Estofado de Bisonte o Búfalo 44
Chili de Adriana 44

Sopa de Pollo de Abuela Laura	45
Ensalada de Pollo y Tocineta en Canoas de Batata	45
Ensalda de Salmón y Pollo	46
Salmón y Espinaca en Salsa Pesto y Arúgula	47
Tostones con Carnitas y Pico de Gallo	47
Bacalao Empanado	48
Dorado con Zanahoria	48
El Prosciutto Perfecto	49
Albóndigas	50
Pollo con Jícama	50
Pollo con Tocineta	51
Pollo con Vegetales y Curry	51
"Tenders" de Pollo Tradicionales	52
Albóndigas Suecas	52
Sauté de Coles de Bruselas	53
Burrito de Pollo	53
Pollo con Ajo Rostisado	53
Guacamole de Toñeta	54
Carne Para Tacos	54
Ensalada Waldorf	54
Kale (col rizada)	55
Ensalda de Kale (col rizada) Marinada	55
Ensalada Cobb	55
Majado de Coliflor	56
Pollo al Curry	56
Pollo con Pesto	57
Alitas Teriyaki al Horno	57
Salmón con Crema de Albahaca	58
Salmón Ahumado	59
Setas Rellenas	59
Ensalada de Espinaca con Aderezo de Tocineta	59
Pollo con Cerezas	60
Pollo al Horno con Coles de Bruselas	60
Camarones con Espárragos y "Bok Choy"	61
Pollo con Calabacines	61
Pechuga de Pollo Crujiente	62
Hamburguesa (Grass-Fed)	62
Salsa de Chimichurri	63
Solomillo con Chimichurri	63
Camarones de Vietnam con Miel	63
Ensalada de Salmón con Aguacate	64
Pargo (Snapper) en Curry	64
Albóndigas Chipotle con Miel	65
Chilli de Pollo con Coliflor	66
Ensalada de Antipasto	66

Arroz Mexicano de Coliflor	67
Tostada de Coco y Arándanos (Blueberries)	67
Ensalada Inteligente	68
Super Ensalada de Aguacates	68
Ensalada de Salmón	69
Ensalada de Salchicha	69
Crujiente Salmón con Nueces	70
Salmón Glazeado con Jengibre	70
Camarones Empanados con Coco	71
Pollo Frito con Coco	72
Ensalada de Repollo	72
Cordero a Fuego Lento	73
Cerdo en Naranja	73
Picadillo de Carne y Plátano	74
Pollo con "honey mustard"	74
Carne Curry Cocinada Lentamente	74
Cerdo Rostizado	75
Carne Para Tacos Cocinada Lentamente	75
Pollo Teriyaki	76
Pechuga de Pavo con Arándanos (Cranberries)	76
Carnitas Cítricas	76
Costillas Balsámicas	77
"Sloppy Joes" (mezcla de carne)	77
Estofado de Carne y Calabaza	78
Barbacoa Maximizada	78
Pollo Curry Hindú	79
Chuletas con Ensalada Verde	80
Estofado Húngaro	81
Pollo Morengo	82
Pollo Rostizado con Ajo	82
Carne Rostizada con Chocolate	83
Sopa Mexicana de Pollo	83
Chilli de Pavo	84
Pollo con Alcachofas	85
Solomillo de Res a la Barbacoa	85
Chorizo con Batata	86
Bisonte de Bruce	86
Chilli de Bisonte o Búfalo	88
Chorizo con Repollo	89
Cordero con Hierbas y Ajo	89
Curry de Coco	90
Ensaldad de Brocoli y Tocineta	91
Ensalada de Pollo y Melocotones	91
Ceviche	92
Berenjena a la Caponata	93

Pastelito de Camarones con Espinaca y Aderezo de Almendras	93
Berenjena Rellena	94
Emparedado de Ensalada de Pollo Pesto	95
Ensalada César con Pollo y Ajo	96
Rodaballo Empanado (Halibut)	97
Pollo Asado	97
Ensalda de Celery e Hinojo	98
Calabaza con Hierbas	99
Batatas Asadas	99
Caserola de Transylvania	100
Paté de Higado	100
Hígado Cortado	101
Mollejas a la Parrilla	101
Pollo Marroquí	102
Pechuga de Pavo Asada	103
Mejillones al Vapor	103
Ostras Fritas	104
Malanga con Tocineta	105
Chuletas con Manzana	105
Vieiras con Puré de Hinojos	106
Filete de Ternera con Pimientos	107
Hamburguesas con Setas	107
Alitas de 5 Especies	108
Espárragos con Limón y Almendras	108
Buñuelos de Plátano	109
Quimbombó al Curry	110
Hígado a la Mexicana	110
Caballa Relleno	111
Pastelitos de Pescado	111
Tomate Relleno	112
Huevo Frito Servido sobre Hamburgesa de Búfalo	113
Huevos Duros y Salmón Por Encima de Arroz de Coliflor	113
Chirivía (Parsnips) Majadas	114
Jambalaya	114
Pan de Espinaca	115
Costillas de Cerdo al Horno en Salsa BBQ	116
Estofado Africano de Pollo	117
Caserola Mexicana Estilo Saludable	118
Yuca al Mojo	119
Puré de Apio (Celery) y Nabo (Rabanos)	120
Col Rizada (Kale) a la Crema	120
Alitas de Pollo Jamaiquinas	121
Coliflor Picante	122
Costillas de Res con Romero y Aceitunas Negras	122
Tubérculos de Vegetales con Panceta	123

Calabaza Rellena de Tocineta y Carne 124
Filete a la Parrilla 124
Salteado de Carne y Brocoli 125
Kebabs o Pinchos de Pavo.. 125
Ensalada de Atún con Aguacate 126
Repollo a Fuego Lento 126
Ensalada de Brócoli Especial 127
Majado Sencillo de Calabacín 127
Coles de Bruselas con Avellanas 128
Arroz Amarillo de Coliflor... 128
Arroz de Coliflor... 129
Sopa de Pollo y Coco Tailandesa 129
Ensalada Caprese 130
Tomates Rellenos de Camarones y Mejillones 130
Carbonada de Argentina 131
Emparedado BLT de Portobello 131
Yuca Frita 132

SOPAS, ADEREZOS, DIPS, etc. 134

Sopa de Pescado con Coco 136
Sopa de Vegetales y Res 136
Guacamole Tradicional 137
Sopa de Gengibre y Zanahorias 137
Estofado de Tomate y Albóndigas 138
Sopa Koreana Tradicional... 139
Sopa de Remolacha con Ensalada Verde 139
Caldo de Res con Huesos 140
Caldo de Pollo Estilo Paleo 140
Caldo de Pescado 141
Sopa de Cereza de Hungría 142
Sopa de Calabaza al Curry... 142
Sopa Francesa de Cebolla 143
Sopa de Salmón.. 143
Sopa de Huevo y Limón 144
Sopa Persa de Calabaza Moscada 145
Sopa de Pizza.. 146
Sopa de Tomate y Albahaca 146
Sopa de Pollo y Vegetales... 147
Sopa de Espaguetis de la Abuela.. 147
Sopa de Coliflor de la India 148
Sopa de Tubérculos Ahumados 149
Sopa de Mollejas 149
Sopa de Fideos y Albóndigas 150
Espaguetis de Calabacín 150
Crema de Pollo... 151

Sopa de Ajo y Limón	152
Sopa de la Esmeralda	152
Sopa de Calabaza y Chorizo	153
Sopa de Zanahoria	153
Sopa de Naranja y Jenjibre	154
Sopa de Verduras de Invierno Asada	155
Sopa de Batata Dulce	155
Sopa de Espinaca, Calabacín y Salchichas	156
Sopa de Pollo y Tocineta	156
Sopa de Tomate Rostizado y Pimiento Morrón	157
Sopa Cremosa de Pollo con Coco y Chile Verde	158
Sopa Pavo y Coco Tailandesa	159
Sopa de Tortilla Estilo Paleo	160
Sopa de Col Rizada, Salchicha y Batata	160
Sopa de Calabaza y Sidra de Manzana	161
Sopa de Langosta	162
Sopa de Gazpacho Andaluz	163
Sopa de Batata y Tocineta de la India	164
Sopa de Minestrone Estilo Paleo	164
Sopa de Vieira	165
Sopa de Zanahoria y Jenjibre	166
Sopa de Berro	166
Sopa de Calabaza y Manzana al Curry	167
Crema de Celery (Apio)	168
Sopa de 3 Calabazas	168
Sopa BLT	169
Guacamole Norteño	170
Chips de Taro Hechas en Casa	170
Hummus Estilo Paleo con Palitos de Vegetales	170
Mayonesa Natural al Estilo Paleo	171
Vinagretta de Chalote	171
Pasta de Curry Verde Tailandés	172
Dip Griego de Queso Feta y Chile Jalapeño	172
Ensalada de Parsley y Médula	173
Crema de Vegetales Verdes	173
Salsa de Mostaza y Hierbas Para Marinar	173
Salsa de Alcaparras y Hierbas para Marinar	174
Salsa de Jenjibre y Ajonjolí Para Marinar	174
Salsa de Frambuesas para Marinar	174
Té de Limoncillo	175
Leche de Coco "Express" Hecha en Casa	175
Pico de Gallo	175
Aguacate Cremoso con Aderezo de Tomate	176
Palitos de Vegetales Crudos con Mantequilla de Almendra	176
Estofado de Pollo Cremoso	177

El Guacamole Perfecto 177
Salsa Marinara 177
Aceite de Perejil 178
Vinagretta Básica 178
Aderezo César 179
Aderezo de Aguacate y Menta 179
Aderezo de Almendra y Coco 180
Aderezo Ranch 180
Aderezo de Confetti 180
Salsa de Limón y Alcaparras 181
Ketchup Estilo Paleo 181
Salsa de Chimichurri 182
Vinagreta de Manzanas Verdes 182
Pesto De Albahaca 183
Pesto de Arúgula 183
Pesto de Pimiento Morrón y Tomate 183
Pesto Tradicional 184

POSTRES **186**
"Pot de Creme" de Chocolate Oscuro y Frambuesa 188
Galletas de Coco y Dátiles 188
Almendras a la Italiana 189
Manzanas al Horno 189
Paletas de Fresa y Naranja 190
Pastel de Batata y Avellanas 190
Barritas de Nueces 190
Crema Batida de Bayas 191
Bolitas Chocolatosas 191
Salsa de Manzana 192
Melocotón Francés 192
Helado de Menta y Chips de Chocolate 193
Gelato de Fresa 193
Helado de Leche de Coco 193
Manzanas al Horno con Miel y Macadamia 194
Galletas de Almendra 194
Dulce de Almendras Sin Azúcar 195
Barras de Chocolate con Coco 195
Caramelos de Aceite de Coco (Similar a los Fat Bombs) 196
Nueces Pecanas (Pecans) con Chocolate Especial 196
Gelato de Limón Paleo 197
Helado de Fresa Paleo 197
Parfait de Vainilla 198
Pudín de coco 198
Biscotti Especial de Chocolate 199
Galletas para Detoxificar 199

Caramelos Especiales de Chcolate y Macadamia..200
Galletas de Limón Sin Harina..201
Brownies de Coco Paleo..201
Fudge Estilo Keto..202
Receta de las Empanadas de Hierbabuena..203

Introducción

¿Otro libro más de nutrición? ¿Pero cuantos más se necesitan? Hoy en día vivimos en un mundo con demasiada información. Todo está cerca. Solo presiona el botón y verás. Creo que este "exceso de información" nos ha robado la acción, lo que es una de las cosas más importantes en la vida. Como siempre le dejo saber a todos mis pacientes: la información es tremenda, pero información sin acción es nada. Es por eso que este libro no contiene explicaciones elaboradas de nutrición, ni dietas, sino que va directo al grano: las recetas que vas a utilizar para transformar tu salud, día tras día.

Este libro incluye recetas que van de acuerdo con dos diferentes patrones de nutrición que hemos utilizado con miles de pacientes a través de los años: La Dieta Paleo y La Dieta Cetogénica. El área titulada "¿Cómo utilizar este libro?" te ayudará a navegar un poco mejor esas diferentes áreas y planes nutricionales, lo más importante es comenzar.

Tal vez encuentres que algunos de los ingredientes no los conoces, y eso está bien, para eso tenemos la tecnología en las computadoras para buscar información. En cualquier buscador de internet podrás encontrar la mayoría de los ingredientes para ayudarte con las recetas. Claro tendrás que tomar de tu tiempo para estar más en la cocina, hoy en día lo triste es que muchas veces esa misma tecnología que vas a usar para buscar ingredientes no "chupa" la atención y pasamos horas perdidas en las computadoras y televisores y luego decimos: "no tengo tiempo para cocinar." APAGA EL TELEVISOR Y LAS COMPUTADORAS y entra a la cocina, ya que la salud muchas veces comienza por la cocina.

Te pido que por favor tengas paciencia con las recetas, tal vez hay errores y esto ocurre porque son recetas reales que hicimos en la cocina de nuestro hogar, osea si una medida está mal o le falta sabor, juega con la receta ya que fueron hechas por seres humanos imperfectos igual que usted.

Ahora está en tus manos implementar las recetas especificadas en este libro. Recuerda que como todo tipo de cambio en la vida, puede haber dificultades, pero lo importante es seguir tratando para obtener los resultados deseados. No importa si quieres perder peso, balancear tus hormonas, balancear tu azúcar o mejorar tu nivel de energía, este libro es para tí. Espero que lo disfrutes y lo compartas con tus amistades y seres queridos. Y siempre recuerda que tú puedes lograr lo que te propongas en la vida, siempre que tomes la acción necesaria para lograrlo.

¿Cómo Utilizar Este libro?

Reglas del Juego

En este libro encontrarás recetas que van de acuerdo con dos diferentes patrones de nutrición que hemos utilizado con miles de pacientes a través de los años: La Dieta Paleo y La Dieta Cetogénica. El denominador común es que las recetas en este libro no contienen: granos, legumbres, ni gluten. La razón primordial por la exclusión de estos alimentos de las recetas es la reducción de procesos inflamatorios en el cuerpo, lo que está en la raíz de todas las enfermedades crónicas hoy día. A continuación ciertas aclaraciones acerca de las recetas:

- Si la receta incluye productos lácteos recomendamos que los lácteos sean Orgánicos o de animales "grass fed" o "pastados," ya que esto reducirá la cantidad de hormonas artificiales y antibióticos que consumirás. Si sabes que eres sensitivo o alérgico a los lácteos POR FAVOR NO LOS UTILICES. La Dieta Cetogénica incluye productos lácteos para lograr las cantidades necesarias de grasas buenas, pero si no los puedes consumir, substituirlos sería lo más apropiado. En La Dieta Paleo no hay lácteos incluídos.
- Preferimos que las carnes de animales sean: carne de res - "grass fed" o "pastadas," pollo y pavo - "free range" o "sin enjaular" o por lo menos sin hormonas, el pescado - "wild caught" o "capturados salvajes," y el cerdo - criado natural.
- Si la carne de cerdo es consumida, recomendamos que sea máximo 1 o 2 veces al mes, ya que este es un animal con un pobre sistema de detoxificación, o sea, las toxinas se mantienen dentro del animal y nosotros las consumimos, por eso, máximo 1 o 2 veces al mes.
- Los endulzantes que muchas recetas piden son la Stevia, Eritritol y el Xilitol. En mi experiencia la Stevia es mucho mejor (sin aditivos ni ingredientes añadidos), pero tiene un sabor para algunas personas amargo. El Eritritol es uno de los mejores ya que no causa tanto problema digestivo como otros polioles (alcoholes de azúcar.) El Xylitol es excelente en sabor, pero puede afectar el sistema digestivo, y causar inflamación, gases y diarrea en algunas personas (trata pequeñas cantidades primero). La clave es intentar y probar cuál prefieres. Otro endulzante que puede ayudar es el swerve, el cual contiene eritritol y algunas otros ingredientes.
- Algunas recetas piden miel o "maple syrup" o sirope. Estos endulzantes son para "de vez en cuando" (especialmente si su meta es bajar de peso) por el alto contenido de fructosa y su índice glucémico elevado.

- Si hay comidas o ingredientes que no consumes los puedes fácilmente eliminar de la receta o substituir, para que puedas saborear la receta mejor.
- La clave con un libro de recetas como este es estar dispuesto a experimentar en la cocina, y tratar cosas nuevas. He tenido tantas personas que por "estar acostumbrados" a comer lo mismo se les hace difícil cambiar. Pero recuerda que deberás tomar acciones diferentes para tener resultados diferentes.

¿Qué es la Dieta Paleo?

La nutrición paleo o paleolítica es el patrón nutricional que nuestros ancestros llevaban. Imagina no tener casi ninguna herramienta para procesar alimentos, entonces ¿qué consumirías? Vegetales, nueces, semillas, frutas, proteína animal.... Claramente no existe una dieta específica ya que como muchos investigadores han encontrado en diferentes regiones del mundo que se consumían diferentes cantidades de cada nutriente. Una cosa si tenemos clara, el consumo de granos, legumbres y lácteos no era parte normal de ese patrón nutricional ya que no podían procesar estos alimentos. Además de ayudar en que tu peso sea otra vez normal o ganar masa muscular, la eliminación de estos alimentos ayudará también a la reducción de procesos inflamatorios, que como aprenderás están en la raíz de la mayoría de las enfermedades hoy en día.

¿Qué es la Dieta Cetogénica?

La nutrición cetogénica es un patrón nutricional bajo en carbohidratos, moderada en proteína y alta en grasa. La idea de este plan nutricional es que al reducir los carbohidratos el cuerpo tendrá que comenzar a utilizar la grasa para la creación de energía, y así mismo sucede. Estas han sido vistas como efectivas en condiciones como: obesidad, diabetes, cáncer, enfermedad cardiovascular, epilepsia, alzheimer's, parkinsons, autismo, ADD/ADHD, etc. Inicialmente fue utilizada para la mejoría de Epilepsia en niños, y más popularizada por el Dr. Atkins. Si es formulado correctamente este patrón de nutrición promete ser la solución para muchos de los problemas que los seres humanos sufrimos hoy en día, y más investigaciones son publicadas semanalmente en las diferentes aplicaciones de la nutrición cetogénica.

DESAYUNOS

*** DESAYUNOS ***

Panqueques de Calabaza

Ingredientes:

¼ de cucharadita de bicarbonato de sodio

¼ de taza de harina de coco

1 cucharada de leche de coco

4 huevos

1 cucharadita de especias de calabaza

1 cucharadita de sirope puro, opcional

Procedimiento:

En un tazón mediano, mezcle todos los ingredientes con una batidora de mano.

En un sartén a fuego medio, caliente 1 cucharadita de aceite de coco.

Añada la mezcla paulatinamente.

Cocine durante unos 2 minutos, gírela y cocine por un minuto o dos más.

Cubra con mantequilla de manzana o sirope.

Omelet de Batata

Ingredientes:

1 cucharada de mantequilla orgánica

2 tazas (¾ de libra) batatas peladas y cortadas en trozos pequeños

1 taza de rodajas de puerro, preferiblemente la parte blanca

6 huevos orgánicos

2 cucharadas de leche de coco

Pizca de pimienta cayena

¼ de cucharadita de sal

Pimienta negra al gusto

1 cucharada de perejil fresco picado, para decorar

Procedimiento:

En un sartén grande a fuego medio, caliente la mantequilla orgánica y añada la batata dulce. Saltee hasta que estén tiernas y bien doradas.

Añada el puerro y continué la cocción por aproximadamente 5 minutos. Retire del fuego y deje a un lado.

En un envase, bata los huevos, la leche de coco, la sal y la pimienta.

Agregue la batata y el puerro y luego separe la mezcla en 2 partes iguales.

Vuelva a calentar el sartén a fuego medio y agregue más mantequilla orgánica, y si es necesario, se puede añadir en 1 de las partes de la mezcla.

Con un tenedor, agite la mezcla en el centro 2 o 3 veces.

Después de 2 minutos, doble la tortilla con una espátula.

Continúe la cocción durante 1 minuto y luego coloque la tortilla en un plato.

Decore con perejil.

Repita este proceso con la segunda tortilla.

'Muffins' de Calabaza y Nuez

Ingredientes:

½ taza de harina de coco

1 cucharadita de canela en polvo

½ cucharadita de nuez moscada molida

¼ de cucharadita de clavo molido o 2 cucharaditas de mezcla de calabaza en lugar de especias individuales

½ cucharadita de bicarbonato de sodio

½ cucharadita de sal

½ taza de puré de calabaza cocida

6 huevos batidos

4 cucharadas de aceite de coco (o mantequilla sin sal, derretida)

1/3 de taza de sirope puro o miel

1 cucharadita de extracto de vainilla

¼ taza de nueces de nogal picadas o nueces pecanas (opcional)

¾ de taza de gotitas de chocolate semi-dulce o agridulce

Procedimiento:

Precaliente el horno a 400 ° F.

Utilice papel de aluminio para cubrir el molde donde horneará el alimento.

Mezcle la harina de coco, el bicarbonato de sodio, la sal, y las especias en un recipiente pequeño y mezcle bien.

En un tazón mediano coloque el puré de calabaza, romper los huevos en él y mezcle bien. Después de cada huevo, se añade puré de calabaza.

Añada el aceite de coco derretido o mantequilla órganica, sirope y el extracto de vainilla; mezcle bien.

Agregue la mezcla de harina a la mezcla de huevo y mezcle bien con un batidor hasta que la mayoría de la grumos hayan desaparecido.

Vierta la mezcla en vasos para hornear (molde de cupcakes) y encima de cada uno, puede colocar las nueces para decorar.

Hornear durante 18-20 minutos, hasta que se doren levemente.

Apague y deje enfriar sobre una rejilla.

Sirva caliente o a temperatura ambiente.

Huevos Revueltos con Camarones

Ingredientes:

8 huevos (preferiblemente naturales, orgánicos)

1 ½ tazas de camarones cocidos y pelados

¾ de cucharadita de sal

3 cucharadas de leche de coco

2 cucharadas de mantequilla orgánica

6 cebollas verdes, picadas

3 chiles verdes, sin semillas y picados

1 cucharadita de jengibre fresco rallado

¼ de cucharadita de cúrcuma

3 cucharadas de cilantro picado

2 tomates cortados en cubitos

¼ de cucharadita de comino

hojas de cilantro, para adornar

Procedimiento:

Bata los huevos con la leche de coco y la sal y déjelos a un lado.

Caliente la mantequilla en una sartén.

Agregue las cebollas verdes, los chiles y el jengibre. Deje cocinar a fuego medio hasta que ablanden.

Añada la cúrcuma, el cilantro picado, el tomate, el comino y saltéelos durante 2 minutos. Reduzca a fuego bajo y agregue la mezcla de huevo y camarones, usando una cuchara de madera para mover suavemente desde el fondo de la cacerola.

Cocine a fuego lento hasta los huevos estén listos.

Notará que el revoltillo tendrá una consistencia cremosa y húmeda, sírvalo en un plato y decórelo con las hojas de cilantro.

Omelet de Coliflor

Ingredientes:

5 huevos (preferiblemente orgánicos)

1 cucharada de mantequilla orgánica

¾ de taza de leche de coco

1/8 de cucharadita de canela

2 tazas de coliflor crudo, rallado

1/3 de taza de cebolla finamente picada

2 cebollas verdes, cortadas en trozos pequeños

½ taza de perejil picado

sal marina y pimienta negra recién molida, al gusto

Procedimiento:

Precaliente el horno a 350 grados.

Derrita la mantequilla en un sartén para hornear.

Mientras tanto, bata los huevos y la leche de coco.

Añada los ingredientes restantes y mezcle bien.

Cuando la mantequilla se haya derretido, vierta la mezcla de huevo en el sartén, caliente y deje hornear durante 15-20 minutos hasta que esté firme.

Corte en cuadritos la cebolla verde y decore con perejil picado.

Huevos Japoneses

Ingredientes:

6 huevos batidos

1-2 cucharadas de tamari sin trigo (gluten Free)

1-2 dientes de ajo finamente picados

½ cucharadita de pimienta roja molida

2 cucharadas de aceite de sésamo tostado

¼ de taza de champiñones picados finamente (setas)

¼ de taza de cebollín finamente picados

½ libra de camarones (pelados y limpios) picados en trozos

1 taza de brotes de frijol

Procedimiento:

En un recipiente, bata los huevos con tamari, ajo y pimienta.

Caliente 1 cucharada de aceite de sésamo y añada las setas y las cebollas.

Deje cocinar a fuego medio-bajo.

Agregue los camarones y cocine hasta que empiezan a volverse de color rosado.

Añada los brotes de frijol y una última cucharada de aceite. Vierta los huevos.

Agite varias veces y deje que los huevos se vayan juntando hasta quedar como una tarta.

Se puede terminar en el horno a unos 375 ° C.

Huevos con Curry

Ingredientes:

3 cucharadas de mantequilla orgánica

1 cebolla picada

1 cucharada de ajo picado

1 cucharada de jengibre picado

2 cucharaditas de Garam Masala (polvo de diferentes especias de la India)

1 cucharadita de comino molido

1 cucharadita de chile en polvo

½ cucharadita de pimienta

1 cucharadita de sal marina

2 libras de apio (celery) pelados y cortados en cubos de ½ pulgada

1 ½ taza de puré de tomate

1 a 2 tazas de caldo de pollo

8 huevos (preferiblemente orgánicos)

¼ de taza de cilantro, picado para adornar

Procedimiento:

Caliente 1 cucharada de mantequilla en una olla a fuego medio-bajo.

Añada la cebolla y cocine por 6-8 minutos, hasta que empiecen a ablandarse.

Añada el ajo y el jengibre, revuelva y cocine por 1 minuto más.

Combine las especias: garam masala, el comino, el chile en polvo, pimienta y la sal. Agregue el apio (celery), el puré de tomate y el caldo.

Revuelva bien, tape y deje cocinar a fuego lento durante 10 minutos hasta que el apio (celery) esté tierno.

Agite con frecuencia para evitar que se pegue a la parte inferior del sartén. No deje que la salsa se seque.

Mientras tanto, en un sartén grande, caliente las 2 cucharadas restantes de mantequilla a fuego medio.

Freir los 8 huevos y remuévalos con una espátula.

Para servir: coloque una cucharada grande de apio y en la parte superior y coloque 2 huevos encima. Repita con los demás huevos y el apio (celery) restante

"Muffins" de Huevo

Ingredientes:

6 huevos

¼ libra de carne cocida o salchicha

1 pimiento rojo, finamente picado

¼ de taza de queso rallado (opcional)

Sal y pimienta al gusto

Procedimiento:

Precaliente el horno a 350 ° F.

Engrase levemente con mantequilla o aceite de coco los 6 moldes para muffins. (*Si puede añada vasitos de cupcakes para mantener la forma.)

En un recipiente, bata los huevos.

Añada la carne, la pimienta roja, el queso y los condimentos.

Eche la mezcla con una cuchara en los moldes.

Deje hornear por 18-20 minutos.

Se puede verificar si está listo con un cuchillo. Si sale limpio, lo está.

Batido de Arándano (Blueberry) y Macadamia

Ingredientes:

1 taza de arándanos, frescos o congelados

½ taza de macadamias remojadas durante 8 horas

1 taza de leche de almendras

½ taza de leche de coco

1 yema de huevo (opcional, preferiblemente orgánica)

Procedimiento:

Tritura todos los ingredientes en una licuadora hasta que quede suave.

Si la batida queda muy espesa, añada leche de almendras o de coco.

Sirva.

Batido de Calabaza y Cardamomo

Ingredientes:

½ taza de leche de coco

½ taza de calabaza cocida

2 yemas de huevo grande

1 guineo pequeño

1/8 de cucharadita de cardamomo en polvo

2 cubos de hielo

Procedimiento:

Añada todos los ingredientes en la licuadora y licue hasta hacer un puré.

Sirva

Batido de Aguacate y Piña

Ingredientes:

1 aguacate maduro

1 ½ taza de pedazos de piña frescas o congeladas

1 yema de huevo (orgánica)

1 taza de leche de coco

2 cucharaditas de jugo de lima o limón natural

2 cubos de hielo (*si las frutas no son congeladas)

Procedimiento:

Tritura todos los ingredientes en una licuadora hasta que quede suave.

Sirva.

Panqueques de Harina de Plátano

Ingredientes:

1 taza de harina de plátano

2 huevos pequeños, batidos

¾ a 1 taza de leche de coco

½ cucharadita de bicarbonato de sodio

¼ de cucharadita de sal marina

aceite de coco (para cocinar)

opcional: mantequilla, bayas, crema fermentada

Procedimiento:

En un envase, mezcle la harina, el bicarbonato y la sal marina. Mezcle bien.

Añada los huevos y la leche.

Mezcle bien hasta que esté totalmente incorporado.

Caliente el aceite de coco en una sartén a fuego medio.

Vierta la mezcla utilizando aproximadamente ¼ de taza de la mezcla por panqueque.

Una vez que ambos lados estén dorados, utilice una espátula para remover los panqueques.

Si desea cubra con la mantequilla, bayas, crema fermentada, etc..

Panqueques de Coco

Ingredientes:

3 huevos

3 cucharadas de mantequilla derretida o aceite de coco

¼ de taza y 2 cucharadas de leche de coco

½ cucharadita de miel

1 cucharadita de extracto de vainilla

¼ de cucharadita de sal

½ taza de harina de coco

1 cucharadita de levadura en polvo

¼ de taza o menos de agua

Ingredientes opcionales: coco rallado, bayas, nueces y canela

Procedimiento:

Bata los huevos, el aceite, la leche de coco, la miel y la vainilla.

En un envase, mezcle los ingredientes secos y añada los ingredientes húmedos.

Batir hasta que mezclen bien.

Añada el agua hasta alcanzar la consistencia deseada. (Masa fina)

En una bandeja con mantequilla, cocine los panqueques hasta que doren por ambos lados, alrededor de 3 minutos por lado.

Sirva.

Super "Muffins"

Ingredientes:

¼ de taza de harina de coco

½ cucharadita de bicarbonato de sodio

Pizca de sal marina

2 cucharadas de canela

½ taza de coco rallado

1 taza de zanahorias ralladas (alrededor de 3 a 4 zanahorias)

4 huevos (preferiblemente orgánicos)

2 manzanas grandes o 3 pequeñas, peladas y ralladas

½ cucharadita de extracto de vainilla

¼ de taza de mantequilla orgánica o aceite de coco derretidos

¾ taza de pasas

Procedimiento:

Precaliente el horno a 350 grados.

Ralle las zanahorias y las manzanas primero y déjelas a un lado.

En un tazón grande, vierta los ingredientes secos (harina de coco, bicarbonato de sodio, la sal, la canela y el coco rallado). Mezcle bien.

Coloque los huevos en un recipiente aparte y bata para combinar las yemas y las claras (aproximadamente 1 minuto).

añada el extracto de vainilla. Revuelva las manzanas y las zanahorias ralladas, con el aceite de coco o mantequilla.

Mezcle los ingredientes húmedos con los ingredientes secos y revuelva bien.

Por último, añada ¾ taza de pasas.

Forre un molde para "muffins" con 9 moldes de papel. En la mayoría de los moldes caben hasta 12, así que habrá tres vacíos.

Llene cada uno hasta el tope, o hasta casi llegar a la parte superior.

Deje hornear los "muffins" o panecillos durante 30 minutos y coteje con un palillo de dientes insertado, salga limpio.

Colóquelos en una rejilla y deje enfriar durante 10 minutos antes de servir.

Huevos con Calabacines al Horno

Ingredientes:

4 cucharadas de mantequilla

¼ de taza de cebolla finamente picada

2 libras de calabacín rallado

½ libra de salchicha italiana u otra carne molida

3 huevos batidos

1 taza de queso "Parmigiano Reggiano"

Procedimento:

Precaliente el horno a 350 ° F.

En una sartén, derrita la mantequilla y añada la cebolla y el calabacín.

Saltee hasta que el calabacín esté tierno, por 5-7 minutos. Ponga el calabacín en un colador para drenar el exceso de líquido.

Agregue la salchicha al sartén y saltee hasta que se cocine

Combine la salchicha y el calabacín y sazone al gusto.

Agregue los huevos, mezcle bien y vierta en una un molde 8x8.

Ralle el queso en la parte superior.

Hornee sin cubrir por 35-40 minutos.

Lassi con Especias

Ingredientes:

1 cucharadita de comino en polvo o en semillas

2 tazas de yogurt natural griego

½ taza de hojas de menta

½ cucharadita de sal

¼ taza de agua

Procedimiento:

Si está usando semillas de comino, tuéstelas durante unos minutos en una sartén caliente.

Mezcle todo en una licuadora hasta que esté espumoso.

Refrigere o sirva con hielo.

Huevos Revueltos con Setas

Ingredientes:

6 huevos (preferiblemente orgánicos)

4 cucharadita de cebollines fresco picado

Pimienta blanca al gusto

¼ de cucharadita de sal

4 rebanadas de tocino o tocineta (regular o de pavo)

4 cucharaditas de mantequilla orgánica

4 champiñones grandes

1 cucharada de perejil fresco, picado en trozos para adornar

Procedimiento:

En un tazón, bata los huevos hasta que estén espumosos.

Añada el cebollino, sal y pimienta.

Caliente 2 cucharadas de mantequilla en una sartén a fuego medio, agregue las rebanadas de tocino y saltee hasta que estén crujientes.

Retire el tocino, píquelos finamente, agregue a la mezcla de huevo y deje a un lado.

En el mismo sartén, saltee los champiñones a fuego medio-bajo, hasta que estén tiernos, por unos 5 minutos.

Retire y mantenga el calor. En una sartén, caliente 2 cucharaditas de mantequilla, agregue la mezcla de huevo y cocine a fuego muy lento, revuelva suavemente de vez en cuando, por unos 5 minutos.

Llene las mitades de setas con los huevos revueltos.

Sírvalos en dos platos, adornando con perejil.

Panqueques de Harina de Almendra

Ingredientes:

1 ¾ taza de harina de almendra

2 huevos batidos (preferiblemente orgánicos)

½ cucharadita de sal

1 cucharadita de extracto de vainilla pura

½ cucharadita de canela molida

¼ de cucharadita de nuez moscada

2/3 de taza de agua

1 cucharada de mantequilla

Procedimiento:

En un tazón pequeño mezcle los dos huevos.

En un tazón mediano, vierta la harina de almendras, la sal, la canela y la nuez moscada.

Agregue el extracto de vainilla y los huevos y mezcle con una cuchara de madera.

Agregue el agua, y siga removiendo.

Caliente 1 cucharada de aceite de coco en un sartén.

Vierta cantidades pequeñas de mezcla en el sartén.

Cocine durante 2 minutos cada lado.

Omelet de Espinaca y Queso de Cabra

Ingredientes:

1 cucharada de mantequilla sin sal

½ cucharadita de sal

1 cucharadita de pimienta negra

3 huevos enteros, batidos (preferiblemente orgánicos)

1 taza de espinacas

1 onzas de queso de cabra

Procedimiento:

Caliente la mantequilla en un sartén a fuego medio.

En un pequeño tazón, bata los huevos hasta que estén espumosos.

Espolvoree sal y pimienta en los huevos y bata de nuevo para combinar los ingredientes.

Vierta los huevos en el sartén y deje que se cocinen hasta que estén firmes.

Coloque las espinacas y queso de cabra en una mitad de la tortilla y doble el lado opuesto sobre la parte superior del relleno utilizando una espátula.

Retire del fuego y deslice cuidadosamente la tortilla a su plato.

Caserola de Huevos Horneados

Ingredientes:

2 huevos

1/8 de taza de cebolla cortada en cubitos

1/8 de taza de calabacín picado en rodajas

1/8 de taza de brócoli picado

1/8 taza de espinaca picada

1 cucharadita de sal

1 cucharadita de aceite de coco orgánico

Procedimiento:

Precaliente el horno a 350 ° F.

En un tazón bata dos huevos.

Agregue los vegetales picados y espolvoree con sal.

Engrase ligeramente un "soufflé" (plato para hornear) con aceite de coco.

Vierta la mezcla de huevo en el plato "soufflé".

Hornee a 350 ° F durante 20-25 minutos.

Sirva.

Huevos en Coco

Ingredientes:

¼ de taza de coco rallado, sin azúcar añadido

2 huevos (preferiblemente orgánicos)

sal marina a gusto

Procedimiento:

Precaliente el horno a 350 ° F.

Separe las yemas de las claras, coloque las yemas en pequeños tazones individuales.

Bata las claras de huevo hasta que estén rígidas.

Añada a las claras el coco rallado.

Vierta las yemas en el centro de las claras.

Hornee a 350 ° F durante 10 minutos.

Espolvoree con un poco de sal marina, y sirva.

"Meatloaf" de Desayuno

Ingredientes:

6 huevos (preferiblemente orgánicos)

1 ½ libra de carne molida

1 cucharadita de ajo

1 cucharadita de pimentón

1/2 cucharadita de salvia

1 cucharadita de semillas de hinojo

¼ de cucharadita de pimienta Cayena

1/2 cucharadita de sal

1/2 cucharadita de pimienta negra

Procedimiento:

Precaliente el horno a 400 grados F.

Coloque los huevos en una cacerola. Cubra con agua e hiérvalos.

En un tazón grande, combine la carne molida con el ajo, el pimentón, salvia, semillas de hinojo, pimienta cayena, sal y pimienta negra hasta que la mezcla alcance una consistencia uniforme.

Coloque una capa delgada de la mezcla de carne en el fondo de los moldes.

Quítele la cascara a los huevos ya hervidos y colóquelos en el molde y rellene con la carne restante.

Hornee durante 35 minutos.

Granola (sin granos)

Ingredientes:

1 taza de almendras

1 taza de nueces picadas

1 taza de manzanas secas picadas

1 taza de arándanos

1 taza de coco rallado

pizca de canela

Procedimiento:

Mezcle todos los ingredientes en un tazón grande.

Sirva con los arándanos.

Granola de Coco Hecha en Casa

Ingredientes:

¼ de taza de aceite de coco

¼ de taza de sirope (maple syrup) o miel

1 cucharadita de vainilla

2 tazas de rayadura de coco

½ taza de nueces

una pizca de canela

½ taza de frutas secas de su elección

2 cucharadas de semillas de chía

Procedimiento:

Precaliente el horno a 350 grados F.

Derrita el aceite de coco y el sirope (o la miel) en una cacerola pequeña hasta que empiece a hervir y deje cocinar a fuego lento.

Agregue la vainilla.

En un tazón grande, mezcle la rayadura de coco, las nueces, la canela, los frutos secos y las semillas de chía.

Vierta la mezcla de aceite de coco en los ingredientes secos y mezcle bien. La consistencia variará.

En un molde para hornear, forrado en papel de aluminio, esparza la mezcla.

Hornee durante 15 a 20 minutos, hasta que empiece a dorarse.

Elimine el papel , deje enfriar y luego corte en pedazos.

Panqueques de Manzana

Ingredientes:

Medio guineo mediano

¼ de taza de claras de huevo

media manzana, rallada o cortada

2 cucharadas de leche de coco, sin azúcar

1 cucharadita de canela molida

¼ de cucharadita de nuez moscada molida

Procedimiento:

En un tazón grande, mezcle el guineo con la parte posterior de una cuchara o un tenedor.

Agregue los ingredientes restantes, excepto las nueces y revuelva hasta que estén bien combinados.

En un sartén a fuego medio rocíe con un antiadherente y vierta ¼ de taza de la mezcla.

Cocine por 4 minutos ambos lados de la mezcla.

Repita con la masa restante.

Cúbralos con las nueces, si lo desea.

Sirva.

Revoltillo "Especial"

Ingredientes:

2 cucharadas de aceite de coco

1 pimiento rojo sin semillas

1 diente de ajo picado

1 lata de 12 onzas de jugo de tomate

Pizca de pimienta cayena

¼ de cucharadita de sal de mar, al gusto

Pimienta negra recién molida

6 huevos (preferiblemente orgánicos)

2 cucharada aceite de oliva extra virgen

1 cucharada de perejil fresco

Procedimiento:

En una sartén a fuego medio, agregue el aceite de coco, las cebollas y el pimiento rojo. Saltee por unos 4 minutos.

Reduzca el fuego y agregue el ajo, el jugo de tomate, la pimienta cayena, sal y pimienta negra. Deje cocinar por durante 5 minutos.

En un tazón, bata los huevos hasta que estén espumosos y luego suavemente, vierta en el sartén. Deje cocinar durante 5 minutos.

"Muffins" de Manzana y Canela

Ingredientes:

5 huevos (preferiblemente orgánicos)

1 taza de puré de manzana

½ de harina de coco

2 a 3 cucharadas de canela

1 cucharadita de bicarbonato de sodio

1 cucharadita de vainilla

¼ de de taza de aceite de coco

2 cucharadas de miel (opcional)

Procedimiento:

Precaliente el horno a 400 grados. Engrase el molde de muffins con aceite de coco.

Coloque todos los ingredientes en un tazón mediano y mézclelos.

Vierta la mezcla en el molde.

Horneé de 12 a 15 minutos.

Crepas de Banana con Fudge de Chocolate

Ingredientes:

6 grandes huevos orgánicos

1 taza de leche de almendras sin azúcar

3 cucharadas de harina de coco

2 cucharaditas de aceite de coco derretido

¼ de cucharadita de sal marina

Procedimiento:

Mezcle todos los ingredientes en un tazón. Deje reposar durante 10 minutos.

Caliente 1 cucharada de aceite de coco en un sartén y vierta ¼ de taza de la mezcla.

Muévalo hasta exparcirlo por todo el sartén y asegúrese de esté completamente cubierto.

Cocine durante 1 minuto hasta que los bordes comiencen a despegarse.

Voltee la crepa y cocine durante 15 segundos.

Continúe con la mezcla restante, mientras coloca las crepas en un plato.

Añada un poco más de aceite al sartén después de aproximadamente cada 3 o 4 crepas, o si comienzan a pegarse.

Fudge de Chocolate

Ingredientes:

1 taza de leche de coco caliente

½ taza de polvo de cacao sin azúcar

¾ taza de dátiles sin semilla

1 cucharadita de aceite de coco derretido

½ cucharadita de extracto de vainilla

¼ de cucharadita de sal de mar

Nota: Si los dátiles no son frescos, remojalos en agua hirviendo por 10 minutos para suavisarlos antes de mezclarlos.

Procedimiento:

Vierte todos los ingredientes en una licuadora y mezcla a alta velocidad (high) por 30 segundos o hasta que estén suave o smooth.

Sirvelos asi como está o calientalo por 5 minutos para que sea un fudge caliente

Pon una crepa en un plato, corta una banana en rodajas en fila a lo largo de la crepa.

Dobla la crepa y deja caer chocolate de forma fina encima de la crepa.

Disfrútalo.

Fritatta de Coco y Curry

Ingredientes:

7 huevos orgánicos

½ cebolla roja picada

2 tazas de espinaca fresca, picada

¼ de taza de leche de coco

2 cucharadas de salsa de tomate

1 cucharada de curry en polvo

1 cucharada de aceite de coco

Sal de mar a gusto

Procedimiento:

Caliente el aceite de coco en un sartén de tamaño mediano, agregue la cebolla y cocine hasta que las cebollas comiencen a caramelizar.

Bata los huevos y añada la leche de coco, salsa de tomate, curry en polvo y la sal.

Añada las espinacas a las cebollas caramelizadas y cocine hasta que se ablande la espinaca.

Uniformemente, extienda la mezcla de cebolla y espinaca sobre el fondo del sartén y vierta la mezcla de huevo.

Tape y cocine a fuego medio-bajo durante 4 minutos.

Con el horno pre-calentado a 350F transfiera la frittata al horno y cocine en la parrilla superior durante otros 2 a 3 minutos o hasta que la frittata se cocine.

Corte como una pizza y disfrute.

Panqueques de Calabacines

Ingredientes:

1 taza de puré de calabaza cocida

1 taza de mantequilla de almendra (almond butter)

5 huevos orgánicos

½ cucharadita de sal

1 cucharada de canela

Una pizca de clavo de olor o nuez moscada

Procedimiento:

Separe los huevos y bata las claras hasta que quede esponjosa.

En un tazón grande, mezcle las 5 yemas de huevo, la calabaza, la mantequilla de almendras, la sal y especias.

Vierta las claras de huevo en esta mezcla suavemente.

Cocine en una plancha bien engrasada a fuego bajo.

Voltee suavemente.

Tarta de Huevo sin Borde

Ingredientes:

12 huevos orgánicos

1 lata de leche de coco orgánica

1 taza de queso

2 dientes de ajo picaditos

1.5 cucharadas de aceite de coco o mantequilla

vegetales de elección (espinaca, pimiento morrón, cebolla, etc.)

Procedimiento:

Saltee los vegetales y el ajo en aceite de coco o mantequilla.

Mezcle los 12 huevos hasta que estén espumosos y añadala leche de coco.

Agregue la mezcla de huevo, los vegetales salteados y el queso en una cacerola.

Hornee a 350 grados F durante 30 minutos.

Crepas de Coco

Ingredientes:

2 huevos orgánicos

2 cucharadas de aceite de coco

Stevia al gusto

¼ de cucharadita de extracto de vainilla pura, sin azúcar

1/8 de cucharadita de sal

2 cucharadas de harina de coco orgánico (tamizada)

pequeña pizca de nuez moscada

pizca de canela

1/3 de taza de leche de vainilla orgánica

Procedimiento:

En un tazón mediano con un batidora de mano, bata los huevos, el aceite, la stevia, la vainilla y la sal. Mezcle la harina de coco tamizada, la nuez moscada y la canela; y revuelva con la leche.

Caliente un sartén de 8 pulgadas a fuego medio. Cuando esté caliente, derrita un poco el aceite de coco.

Vierta 1/8 de taza de la mezcla en el sartén y agite hasta que una fina capa de masa cubra la parte inferior del sartén. La crepa debe ser de 6 pulgadas de diámetro.

Cocine por 1-2 minutos, o hasta que la masa esté burbujeante y dorada en los bordes.

Voltee la crepa y deje cocinar por el otro lado durante 1-2 minutos más, o hasta que esté hecho.

**Las crepas deben mantenerse en el refrigerador si desea usarlos para un postre más tarde en el día.

"Muffins" de Canela y Fresas

Ingredientes:

1 taza de fresas frescas o congeladas

1 ¼ de taza de harina de semilla de linaza (Flax seeds)

½ taza de stevia

3 cucharadas de canela

1 cucharadita de nuez moscada

½ cucharadita de sal

4 huevos orgánicos

¼ de taza de aceite de oliva

1 cucharada de vainilla pura (sin azúcar)

2 cucharadas de ralladura de naranja (opcional)

¾ de taza de nueces picadas

Procedimiento:

Precaliente el horno a 350 grados F.

Utilice moldes de muffins.

Corte las fresas en cubos.

Mezcle los ingredientes secos y los ingredientes húmedos (menos las fresas)

Deje reposar durante 10 minutos para espesar.

Vierta las fresas.

Llene el molde de los muffins con la mezcla y coloque pedazos de nueces en la parte superior de cada muffins.

Deje hornear durante 20 a 25 minutos.

Mazamorra de Coco

Ingredientes:

1 taza de leche de coco

½ taza de semillas de cáñamo

¼ de taza de coco rallado, sin azúcar

1 cucharada de semillas de chía

1 cucharada de harina de semilla de linaza (Flax seeds)

4-6 gotas de stevia, al gusto

1 cucharadita de extracto de vainilla pura

½ cucharadita de canela

pizca de sal marina

Bayas frescas (blueberries, raspberries, etc.)

Semillas de calabaza

Nueces y almendras

Procedimiento:

Combine todos los ingredientes en una cacerola pequeña, mezcle bien y deje hervir a fuego medio.

Mantengase moviéndolo y reduzca el fuego a medio-bajo, aproximadamente 2-4 minutos.

Vierta la mezcla en tazones, añada cualquier otras especia que quiera y sirva inmediatamente.

Bebida Tropical de Turmeric

Ingredientes:

4 tazas de agua fría

½ cucharadita de jengibre

½ cucharadita de cúrcuma (turmeric)

1 taza de coco rallado

½ mango maduro

Stevia a gusto

¼ de cucharadita de extracto de vainilla

Procedimiento:

Vierta todos los ingredientes en una licuadora por 30 segundos y luego sírvalo en vaso.

Batido Especial

Ingredientes:

½ taza de arándanos congelados

½ limón

1 cucharada de almendra

1 cucharada de semillas de calabaza

1 cucharada de semillas de chía

1 cucharada de semillas de cáñamo

2 nueces

¼ de aguacate

½ cucharada de aceite de coco

½ taza de leche de almendra

½ taza de agua

Procedimiento:

Combine todos los ingredientes en una licuadora y licue a alta velocidad hasta que quede suave.

Sirva

Batido de Proteína y Calabaza

Ingredientes:

8 onzas de leche de coco

½ taza de puré de calabaza cocida

½ cucharadita de canela

½ cucharadita de nuez moscada

1 ½ cucharadas de proteína whey o suero de leche

Procedimiento:

Combine todos los ingredientes en una licuadora de alta velocidad y mezcle hasta que tenga la textura deseada.

Nota: También puede colocar la mezcla de batido en su máquina para hacer helados.

Batido "Shamrock"

Ingredientes:

1 aguacate

1 taza de hielo

1 taza de espinacas

A su gusto gotitas de aceite de menta

Stevia al gusto

Pedacitos de cacao a gusto

Procedimiento:

Añada todos los ingredientes en la licuadora y mezcle hasta que esté suave.

Si desea que sea más líquido, puede añadir agua o leche de almendras orgánica.

Batido de Amareto y Capuchino

Ingredientes:

¾ de taza de leche de almendras sin azúcar

¼ de taza de leche de coco

1 cucharada de proteína de chocolate

1 cucharadita de café en polvo, instantáneo

1 cucharada de stevia

1 cucharadita de mantequilla de almendra cruda

4 cubos de hielo

Procedimiento:

Coloque todos los ingredientes en una licuadora y licúe hasta que quede suave. Sirva.

Pan de Coco

Ingredientes:

6 huevos orgánicos

½ taza de aceite de coco derretido o mantequilla

½ cucharadita de sal marina

¾ de taza de harina de coco

Stevia a gusto

Procedimiento:

Bata los huevos ligeramente y mezcle todos los ingredientes.

Coloque la mezcla en un pequeño molde para hornear.

Horneé a 350 grados durante 40 minutos.

Gire el pan y deje enfriar sobre una bandeja antes de servirlo.

Use la stevia solo si desea un toque dulce en su pan.

Pan de Calabaza

Ingredientes:

2 tazas de puré de calabaza cocida

6 huevos orgánicos grandes

¼ de taza de mantequilla

Stevia a gusto

1 taza de harina de almendras

½ taza de harina de coco

2 cucharaditas de bicarbonato de sodio

½ cucharadita de sal marina

2 cucharaditas de canela

½ cucharadita de nuez moscada

¼ de cucharadita de pimienta

Procedimiento:

Vierta en la licuadora el puré de calabaza, los huevos, la mantequilla derretida y la stevia.

Añada la harina de almendras, ¼ de taza de harina de coco, la sal y todas las especias.

Divida la mezcla en los tres moldes para hornear pan.

Hornee a 325 grados F durante 40-45 minutos.

Si todavía no se cocina por dentro, cubra con aluminio y hornee por otros 5 minutos.

Masa para Pizza de Almendra y Linaza

Ingredientes:

1 ¼ tazas de harina de almendra

¼ de taza de harina de lino molido

¼ a ½ cucharadita de sal de mar

1 huevo orgánico

1 cucharadita de aceite de oliva extra virgen

1 cucharadita de algún sazonador natural

Procedimiento:

Mezcle todos los ingredientes hasta formar una esfera.

Dele forma de pizza a la masa.

Hornee a 350 grados F durante 10 a 15 minutos.

Retire del horno.

Vuelva la pizza al horno durante otros 10-15 minutos, pero esta vez con todos los vegetales de su elección y queso suizo.

Pan de Centeno (Rye)

Ingredientes:

2 tazas de harina de almendras

1 ½ tazas de harina de linaza molida

1 cucharadita de sal kosher o de mar

1 ½ cucharadita de baking poder o polvo para hornear

6 huevos orgánicos

¼ de taza de aceite de oliva

½ taza de agua

4 cucharadas de semillas de alcaravea (caraway seeds)

Procedimiento:

Precaliente el horno a 350 grados F.

Engrase con aceite de oliva o aceite de coco un molde para pan.

Añada un trozo de papel de aluminio para facilitar la extracción después de la cocción.

Mezcle los ingredientes secos en un tazón, excepto de las semillas de alcaravea.

Mezcle los ingredientes húmedos en otro tazón.

Mezcle los ingredientes húmedos y secos, y añada las semillas de alcaravea.

Deje que la masa repose durante 1 o 2 minutos para "espesar".

Vierta la mezcla en el molde y deje hornear durante 50-60 minutos.

Deje enfriar y sirva.

Revoltillo de Vegetales

Ingredientes:

½ cucharada de aceite de coco orgánico

½ taza de brócoli picado

½ taza de cebolla, cortada en cubitos

¼ de taza de pimientos verdes, cortados en cubitos

3 huevos orgánicos

1/8 de taza de tomate, cortado en cubitos para adornar

¼ de aguacate, cortado en cubitos para adornar

Procedimiento:

Caliente media cucharada de aceite de coco en un sartén a fuego medio.

Saltee los vegetales durante 3 minutos o hasta que estén suaves.

En un tazón pequeño, bata los huevos.

Vierta los huevos sobre los vegetales y revuelva.

Revuelva con frecuencia para raspar los huevos del sartén.

Sazone con una pizca de sal y pimienta.

Sirva con el tomate cortado en cubos y el aguacate por encima.

Burrito de Desayuno

Ingredientes:

1 cucharadita de aceite de coco orgánico

1 cucharadita de comino

1 cucharadita de ajo en polvo

1 cucharadita de cebolla en polvo

1 cucharadita de pimentón

¼ de libra de carne molida

1/8 de taza de cebolla roja

3 huevos orgánicos

1 cucharadita de cilantro para adornar

Procedimiento:

Cocine la carne molida en un sartén a fuego medio.

Cuando la carne esté rosada, sazone con comino, cebolla, ajo en polvo, pimentón, sal y pimienta. Termine de cocinar.

Una vez mezclado, deje a un lado.

Bata los huevos en un tazón pequeño.

Añada los huevos a un sartén con un poco de aceite de coco.

Cocínelos como una tortilla. Deslice con cuidado los huevos en un plato.

Cubra el centro de la tortilla con la carne, guacamole, salsa, cebolla, y decore con cilantro.

Huevos Rancheros

Ingredientes:

½ Jalapeño picados

1 pimiento naranja picado

1 ½ cucharadita de aceite de coco orgánico

1 ½ cucharadita de perejil picado

½ cebolla picada

2 dientes de ajo picados

4 huevos orgánicos

1/3 de tomate picado

½ aguacate

Procedimiento:

Caliente el aceite de coco en el sartén a fuego medio.

Sofría el ajo, el pimiento, la cebolla y el jalapeño durante 3 minutos o hasta que la cebolla esté transparente y los pimientos hayan suavizado un poco.

Añada los tomates cortados en cubitos y saltee durante 5 minutos; deje a un lado.

Caliente 1 cucharadita de aceite de coco en otro sartén.

Fria los huevos en aceite de coco por 6 minutos o hasta que estén listos.

Sirva los huevos cubiertos con la salsa, decore con el cilantro y rodajas de aguacate.

Hamburguesas de Desayuno

Ingredientes:

1 libra de carne molida

1 cucharadita de hinojo

1 cucharadita de ajo

1 cucharadita de pimentón

½ cucharadita de pimienta negra

½ cucharadita de salvia

½ cucharadita de sal

2 cucharadas de aceite de coco orgánico

¼ de cucharadita de pimienta de Cayena

¼ de cucharadita de pimienta blanca

Procedimiento:

Combine la carne molida, el ajo y todas las especias en un tazón y mezcle hasta que alcance una consistencia uniforme.

Forme aproximadamente 8 empanadas de carne.

Caliente un sartén a fuego medio con 1 cucharada de aceite de coco para 4 hamburguesas.

Cocine las hamburguesas de aproximadamente 3-4 minutos por cada lado.

Prosciutto de Melón

Ingredientes:

½ taza de melón

¼ de libras de jamón prosciutto

Procedimiento:

Corte el melón por la mitad y con una cuchara saque bolitas de melón.

Corte el jamón en tiras de ½ pulgada de ancho y aproximadamente 6 pulgadas de largo.

Envuelva 3 bolitas de melón con una tirita de jamón. Para sujetarlo, utilice un palillo de diente.

Sirva con más frutas de su elección y galletas integrales.

Batido de Rasberry de María

Ingredientes:

1 taza de frambuesas orgánicas (congeladas)

1 taza de cubitos de hielo

1 cucharada de proteína de vainilla

1 cucharada de semillas de chía

3 cucharadas de crema de coco

1 taza de agua

2 cucharaditas de aceite de coco orgánico

Procedimiento:

Añada todos los ingredientes a la licuadora y mezcle hasta que esté suave.

Sirva inmediatamente.

"Muffins" de Gloria ('Morning glory muffins")

Ingredientes:

¾ de taza de harina de arrurruz (arrowroot)

½ taza de harina de coco

½ cucharadita de sal

½ cucharadita de bicarbonato de sodio

1 cucharadita de canela molida

½ taza de sirope puro (maple syrup)

1 cucharadita de extracto de vainilla pura

5 huevos orgánicos

¼ de taza de aceite de coco orgánico derretido

2 pedazos de zanahoria mediana, pelada y rallada

1 manzana orgánica pequeña, rallada (con cáscara)

½ taza de pasas

½ taza de piña triturada

½ taza de nueces picadas

Procedimiento:

Precaliente el horno a 350 grados, y forre un molde para muffins con papel de aluminio.

En un tazón grande mezcle la harina de arrurruz, harina de coco, sal, bicarbonato de sodio y la canela.

En un tazón pequeño mezcle el sirope, los huevos y el extracto de vainilla.

Vierta los ingredientes húmedos a los secos, y mezcle con una batidora de mano, hasta que la masa esté suave.

Añada la zanahoria rallada y la manzana a la masa y mezcle de nuevo con la batidora de mano para combinar.

Agregue las pasas, piña triturada y las nueces picadas.

Vierta la mezcla en todos los moldes para muffins.

Hornee a 350 grados F durante 35 minutos. Retire del horno y deje enfriar.

Sirva con mantequilla.

Pastel de Nuez

Ingredientes:

2 ½ tazas de harina de almendra

½ cucharadita de sal

½ cucharadita de bicarbonato de sodio

½ taza de aceite de palma orgánico o aceite de coco

2 cucharadas de sirope puro (maple syrup)

1 cucharadita de extracto de vainilla pura

2 cucharadas de melaza

3 huevos orgánicos

6 dátiles "medjool"

¼ de taza de agua

1 cucharada de harina de coco

¼ de taza de mantequilla

1 ¼ de taza de nueces

Procedimiento:

Precaliente el horno a 325 grados. En un tazón mediano, combine la harina de almendras, sal y bicarbonato de sodio.

En un tazón pequeño combine el aceite de palma, el sirope y 1 cucharadita de extracto de vainilla.

Mezcle los ingredientes húmedos con los ingredientes secos hasta que alcance una consistencia apropiada.

Vierta la mezcla en un plato de pastel de vidrio de 9 pulgadas y hornee durante 10-15 minutos o hasta que estén doradas. Mantenga el horno a 325 grados F.

En una batidora combine los huevos, el sirope, melaza y 1 cucharadita de extracto de vainilla.

En una olla pequeña caliente los dátiles "medjool" y el agua a fuego lento durante 30 segundos y luego tritúrelos con un tenedor.

Añada la mezcla de medjool a la batidora y combínela con los otros ingredientes. Añada la sal, la harina de coco y la mantequilla derretida y mezcle hasta que quede suave.

Coloque las nueces picadas en la parte superior del pastel. Vierta el relleno y hornee el pastel durante 20 minutos.

Saque la tarta del horno y adorne con las nueces.

Coloque el pastel en el horno y deje hornear durante 30 minutos.

Deje enfriar el pastel, y refrigere hasta el momento de servir.

*Se puede hacer un día antes.

Pudín de Chía

Ingredientes:

½ taza de semillas de chía

2 cucharadas de polvo de algarroba (carob powder)

1 pizca de sal

2 taza de leche de almendras

½ cucharadita de extracto de vainilla pura

¼ de cucharadita de extracto de Stevia

Procedimiento:

Mezcle las semillas de chía, polvo de algarroba, y la sal del mar en un tazón mediano.

Añada la leche de almendras, extracto de vainilla, el extracto de stevia y bata hasta que la mezcla comience a espesar, aproximadamente por 5 minutos.

Cubra el recipiente con papel plástico o una tapa y guárdelo por 30 minutos en el refrigerador.

Decore con crema de coco batida y bayas frescas.

Crema de Limón

Ingredientes:

7 Yemas de huevos

½ taza de erititiol o xilitol

1/3 de taza de jugo de limón (2 limones)

Ralladura de limón, de 1 limón

½ taza de mantequilla

Procedimiento:

Vierta cerca de 2 pulgadas de agua en una cacerola pequeña y lleve a fuego medio-bajo.

Mientras el agua se está calentando, bata las yemas de huevo y el azúcar de arce en un recipiente de metal.

Una vez combinados, bata el jugo de limón y la ralladura.

Coloque el recipiente de metal sobre el agua hirviendo y bata la mezcla hasta que esté espesa. La temperatura de la mezcla debe llegar a 175 ° F.

Retire el recipiente del fuego. Cuele la mezcla y deje enfriar a 145 ° F. Añada la mantequilla.

Una vez que toda la mantequilla se mezcle, cuele la mezcla una vez más.

Colóquela en el refrigerador para enfriar durante al menos 1 hora.

Mantendrá en el refrigerador por 1 semana, bien tapado, o en el congelador hasta 3 meses.

Crujiente de Manzana

Ingredientes:

6 Manzanas picadas y peladas

½ limón, su ralladura y su jugo

Especias para pastel de manzana: 2 cucharadita de canela, 1 cuchararadita de nuez mozcada y ½ cucharadita de cardamomo

½ taza de eritritol o xilitol

¼ de cucharadita de nuez moscada molida

1 cucharada del relleno de manzana

½ taza de mantequilla

1 taza y 1 cucharada de harina de almendras

¼ de taza de harina de coco

¼ de cucharadita de sal

1 cucharada de azúcar "Coconut palm"

½ cucharadita de Canela en polvo

Procedimiento:

Precaliente el horno a 350 grados F.

Añada la ralladura y el jugo de limón a las manzanas y revuelva para combinar.

Espolvoree ½ cucharadita de canela en polvo y la nuez moscada molida sobre las manzanas.

Espolvoree 1 cucharada de azúcar de arce y revuelva para mezcle uniformemente.

Derrita 2 cucharadas de mantequilla y vierta sobre las manzanas.

Revuelva para combinar.

Ponga todo en un molde para hornear de 9 pulgadas o un plato para hornear con mantequilla y vierta las manzanas.

En un procesador de alimentos agregue 1 taza de harina de almendras, ¼ de harina de coco, ½ taza de azúcar de arce, 1 cucharadita de especias de pastel de manzana, ¼ de cucharadita de sal de mar y ½ taza de la mantequilla. Mezcle hasta que se cree una esfera de masa en el procesador de alimentos.

Desmenuce la masa sobre la parte superior de las manzanas.

Espolvoree en la parte superior el restante de harina de almendras y la cucharada de azúcar de coco.

Deje hornear en el centro del horno durante 45-50 minutos.

Sirva con otras frutas si desea.

Pan de Banana

Ingredientes:

½ taza de harina de coco

½ taza de guineos

½ cucharada de sirope puro (maple syrup)

½ cucharada de extracto de vainilla pura

½ cucharadita de sal

¼ de taza de aceite de coco orgánico

¼ cucharadita de bicarbonato de sodio

4 dátiles "medjool"

6 huevos orgánic

Procedimiento:

Precaliente el horno a 350 ° F.

En un tazón grande combine la harina de coco, la sal y el bicarbonato de sodio.

En un tazón aparte y con una batidora de mano, mezcle los huevos, la vainilla y el guineo.

Mezcle los dátiles "medjool" y el sirope.

Vierta los ingredientes húmedos en los secos y continúe mezclando.

Derrita el aceite de coco, añada a la masa y mezcle.

Engrase ligeramente un molde para hornear y añada la masa.

Hornee a 350 ° F durante 30 minutos.

Deje enfriar, corte y sirva.

Frittata de Salchicha

Ingredientes:

1 salchicha italiana

1 camote o batata mameya mediana, pelada y rallada

4 cebollines, cortados en cubitos

10 huevos

3 cucharadas de aceite de coco

Pimienta al gusto

Procedimiento:

Calienta en un sartén grande el aceite de coco a fuego medio.

Desmenuce la salchicha mientras va tomando un color marrón.

Agregue el camote rallado y cocine hasta que esté cocido.

Agregue la cebolla verde picada, cocine junto con la salchicha y el camote durante otros 2-3 minutos.

En una cacerola vierta la mezcla de salchicha y bata junto con los huevos. Añada pimienta negra a su gusto.

Cocine durante unos 3 minutos o hasta que haga burbujas y se pueda ver que los bordes de la frittata estan hechos.

Traslade al horno y cocine en la parrilla hasta que la frittata esté preparada.

Cereal de Brownie

Ingredientes:

1 ½ taza de coco rallado sin azúcar

1/3 de taza de leche de coco sin azúcar

¼ de taza de cacao en polvo sin azúcar

1 cucharadita de eritritol o xilitol

½ cucharadita de extracto de vainilla

Procedimiento:

Precaliente el horno a 350 grados F.

Cubra una bandeja para hornear con papel encerado.

Ponga una olla a fuego medio. Añada la leche de coco, el cacao en polvo y mezcle.

Añada el xilitol y coco rallado. Mezcle por unos 15 minutos y asegúrese de que la mezcla no se queme.

Retire del fuego cuando todo esté mezclado y bastante seco.

Esparsa la mezcla en una capa delgada sobre el papel encerado.

Deje hornear por 25-30 minutos, dependiendo de la forma en que desee que quede el cereal.

Lo puede almacenar en un recipiente hermético.

Panqueques de Almendra

Ingredientes:

½ taza de almendras

2 cucharadas de eritritol o xilitol

½ cucharadita de polvo para hornear (baking powder)

1 huevo orgánico

½ cucharadita de canela

4 claras de huevo orgánicos adicionales

Mantequilla orgánica

Procedimiento:

Mezcle las almendras, polvo para hornear, canela, mantequilla, xilitol y huevo.

En un recipiente aparte, bata las claras de huevo hasta que queden espumosas.

Vierta las claras de huevo a la mezcla de almendras.

Caliente un sartén y añádale una cucharada o dos de mantequilla por cada panqueque.

Cocine por 3 minutos cada lado o hasta que se doren.

Revuelto de Huevo con Walnuts

Ingredientes:

2-3 huevos orgánicos

Sal y pimienta al gusto

Un puñado de albahaca fresca

Opcional: pizca de nuez moscada

Un puñado de nueces

Procedimiento:

Caliente un sartén a fuego medio.

Añada una cucharada o dos de mantequilla orgánica y coloque todos los ingredientes en el sartén.

Espere a que el huevo se seque arriba y voltee del otro lado (revuélvalos).

Deje dorar y sirva.

Batido de Bayas y Chías

Ingredientes:

1 taza de leche de coco orgánica

1 taza de frambuesas o arándanos orgánicos (frescas o congeladas)

6 cucharadas de semillas de chía

Eritritol o xilitol al gusto

1 de proteína de vainilla

Procedimiento:

Mezcle la leche de coco, la proteína de vainilla y las frutas escogidas.

Vierta la mezcla en un frasco de vidrio u otro recipiente y añada las semillas de chía.

Ligeramente agite las semillas de chía en la leche de coco hasta que las semillas de chía se vean uniformemente distribuidas en la mezcla.

Coloque la mezcla en la nevera durante 2 horas o toda la noche.

Coloque una capa de frutas secas en la parte superior de cada pudin y sirva.

"Muffins" de Arándanos

Ingredientes:

3 huevos orgánicos

½ taza de harina de coco

½ taza de leche de coco

¼ de cucharadita de sal marina

1/3 de taza de aceite de semillas de uva

¼ de cucharadita de bicarbonato de sodio

½ taza de eritritol o xilitol

1 taza de arándanos frescos o congelados

1 cucharada de extracto de vainilla

Procedimiento:

Precaliente el horno a 350 grados F.

En un procesador de alimentos mezcle los huevos, el aceite, xilitol y la vainilla.

Luego mezcle la harina de coco, la sal y el bicarbonato de sodio.

Añada los arándanos. Vierta la mezcla en los moldes para muffins.

Deje hornear durante 20-25 minutos hasta que la parte superior se dore.

Batido Contra el Cáncer

Ingredientes:

½ lata de leche de coco

1-2 puñados de bayas congeladas orgánicas (fresas, arándanos, moras o cualquier otra)

agua filtrada

1 a 1 ½ cucharadas de proteína en polvo ("Perfect Protein")

1 puñado de espinacas o col rizada (Kale)

Procedimiento:

Ponga todos los ingredientes, excepto la proteína, en una licuadora de alta potencia.

Cuando la mezcla esté suave, añada el polvo de proteína y mezcle durante unos segundos.

Sirva.

Batido Quema Grasa

Ingredientes:

1/3 de lata de leche de coco orgánica

1 cucharada de proteína de vainilla en polvo ("perfect protein")

1 taza de frambuesas o fresas congeladas

1 cucharadita de canela

una pizca de pimienta de cayena

Stevia al gusto

Procedimiento:

En una licuadora ponga todos los ingredientes juntos y mezcle.

Si desea, puede añada 1 cucharada de aceite de coco.

Sirva.

Batido de la Abuela

Ingredientes:

1 manzana verde

hojas de espinacas o col rizada (kale)

1 jugo exprimido de un limón

Stevia al gusto

Un puñado de cilantro

Leche de coco: ½ taza a 1 taza depende la consistencia de quiera

A gusto: Jengibre u hojas de menta

Procedimiento:

Ponga todo en una licuadora de alta potencia y mezcle hasta que esté completamente pulverizado.

Sirva.

Biscuits Sureños

Ingredientes:

2 ½ tazas de harina de almendras

½ cucharadita de sal marina

½ cucharadita de bicarbonato de sodio

¼ de taza de aceite de coco derretido o mantequilla orgánica

¼ de taza de eritritol o xylitol

2 huevos orgánicos

½ jugo de limón

Procedimiento:

Precaliente el horno a 350 grados F.

Cubra una bandeja para hornear con papel encerado.

En un tazón grande combine la harina de almendras, la sal, el bicarbonato de sodio y el endulzante.

En un recipiente aparte, mezcle el aceite de coco con los huevos y el jugo de limón.

Agite los ingredientes húmedos con los ingredientes secos y mézclelos bien.

Vierta la mezcla en la bandeja y deje ¼ deje 2 pulgadas de espacio por cada mezcla.

Deje hornear durante 15-20 minutos hasta que esté dorada la parte superior.

Sirva caliente.

Omelet de Espinaca

Ingredientes:

3-4 huevos orgánicos

1 taza de espinacas frescas

½ taza de champiñones frescos (setas)

¼ de taza de pimiento rojo fresco

¼ de taza de cebolla picada

1/8 de cucharadita de sal marina

1 cucharada de aceite de coco

Procedimiento:

En un sartén saltee los champiñones, la cebolla, pimiento rojo y hojas de espinacas hasta que estén tiernos y retírelos del sartén.

En un tazón pequeño, mezcle los ingredientes restantes, excepto el aceite de coco.

En el mismo sartén vierta el aceite de coco y la mezcla de huevo.

Cocine a fuego medio por 2 minutos cada ambos lados.

Coloque las setas salteadas, cebolla y espinaca en la mitad de la tortilla.

Batido de Arándanos

Ingredientes:

½ taza de arándanos orgánicos congelados

1 taza o ½ taza de leche de almendras o de coco depende cual consistencia quiera

1-2 cucharadas de proteína whey o suero de leche

1 cucharada de cúrcuma en polvo (Turmeric)

1 puñado de espinacas

Stevia a gusto

Procedimiento:

Tome todos los ingredientes pongalos en la licuadora y mezcle hasta que esté suave y cremoso.

Sirva.

Batido de Bayas Maximizadas

Ingredientes:

1 puñado grande de bayas o fresas congeladas

½ taza de leche de coco, leche de almendras, leche orgánica, o yogurt natural orgánico

¼ - ½ taza de agua filtrada

1 cucharada de proteína whey o suero de leche

opcional: semillas de cáñamo, aceite de lino, aceite de coco

Procedimiento:

Ponga todos los ingredientes en una licuadora de alta resistencia y se mezcle hasta conseguir la consistencia deseada.

Puede añada más agua si es necesario.

ALMUERZOS/CENA

ALMUERZOS/CENA

Puré de Celery

Ingredientes:

2 ramos de celery blanco

2 tazas de agua

2 cucharadas de mantequilla orgánica

1 cucharadita de sal marina

1 cucharadita de pimienta negra

½ cucharadita de ajo en polvo

½ cucharadita de cebolla en polvo

¼ de cucharadita de salvia seca

Procedimiento:

Corte el celery en trozos grandes y colóquelo en una olla de sopa.

Encienda el fuego a medio y cocínelos durante unos 20 minutos.

Escúrrelos y colóquelos en una licuadora de alta velocidad o procesador de alimentos.

Añada la mantequilla.

Añada la sal, la pimienta, el ajo en polvo, cebolla en polvo y la salvia. Mezcle nuevamente.

Sírvalo con aceite de oliva y un poco de pimienta para decorar.

Couscous de Coliflor

Ingredientes:

1/3 de taza de piñones

2 dientes de ajo

2 cucharadas de aceite de coco

2 zanahorias ralladas

1 pimiento amarillo, cortado en cubitos

1 taza de tomate picado

1 cucharadita de sal

½ cucharadita de pimienta negra

4 cebollas verdes

½ limón, para adornar

1 cucharada de aceite de oliva extra virgen para adornar

¼ de taza Perejil picado para decorar

Procedimiento:

En un sartén grande a fuego medio saltee los piñones y el ajo en 1 cucharada de aceite de coco. Cuando los piñones estén dorados, sáquelos del sartén.

Agregue otra cucharada de aceite de coco al sartén y saltee las zanahorias, el pimiento y los tomates hasta que estén blandos.

Sazone con la sal y la pimienta.

Ralle el coliflor con los tallos y añádalos al sartén junto con las cebollas en rodajas, piñones dorados y el ajo.

Sirva con un poco de jugo de limón y aceite de oliva, adornado con perejil.

Repollo Ahumado

Ingredientes:

¾ de taza de mayonesa veganaise o hecha en casa

½ repollo verde

2 zanahorias ralladas

¼ de cebolla roja, picada

½ cucharadita de polvo de chipotle

½ cucharadita de sal

¼ de cucharadita de pimienta negra

½ limón (el jugo)

Procedimiento:

Coloque el repollo, zanahoria y cebolla roja en un tazón grande para mezcle.

Para hacer el aderezo: mezcle en un tazón la mayonesa, el chipotle, la sal, la pimienta y el jugo de limón.

Vierta el aderezo sobre los vegetales y mezcle bien.

El repollo se mantendrá en el refrigerador por 3-5 días.

Repollo con Cebolla y Manzana

Ingredientes:

1 cabeza de repollo picado

2 Manzanas cortadas en rodajas finas

1 cebolla amarilla cortada en rodajas finas

2 cucharadas de aceite de coco

Sal y pimienta al gusto

Procedimiento:

Precaliente el horno a 400 grados F.

Coloque el repollo picado en un tazón de horno.

Coloque las manzanas y la cebolla cortadas encima del repollo.

Sazone con sal y pimienta y revuelva para mezclar todos los ingredientes.

Cubra el tazón con el aceite de coco y colóquelo en el horno durante 5 minutos.

Retire del horno y revuelva para mezclar todo con el aceite.

Coloque los vegetales en el horno y deje hornear durante otros 45-60 minutos, revolviendo cada 20 minutos para evitar que se queme en la superficie.

Picadillo de Tocineta y Batata

Ingredientes:

3 batatas mameyas

5 piezas de tocineta (de pavo o regular)

4 cucharadas de aceite de coco

1 cucharada de sal

1 cucharadita de pimienta negra

Sal y pimienta al gusto

Procedimiento:

Pele las batatas.

Corte el tocino en trozos de 1 pulgada y cocine en un sartén hasta que tengan la textura deseada.

Caliente el horno a 350 grados F.

Añada el aceite de coco a un tazón de horno.

Añada las batatas al tazón y revuelva para dispersar uniformemente el aceite.

Cocine las batatas a fuego medio, revolviendo de vez en cuando.

Añada la sal que ayudará a extraer la humedad de las batatas.

Cocine durante aproximadamente 15 minutos.

Cuando se esté terminando de cocinar agregue el tocino cocido.

Sazone con un poco de sal y pimienta.

Sirva.

Setas Portabella Rellenas

Ingredientes:

¼ de cucharadita de pimienta Cayena

¼ de taza de cebollines

1 cucharadita de ajo en polvo

1 cucharadita de cilantro molido

1 cucharadita de comino

1 cucharadita de pimienta negra

4 hongos (setas) Portobello

2 tomates picados

1 cucharadita de sal

½ libra de carne molida

Procedimiento:

Enjuague las setas con agua fría y resérvelos.

En una cacerola cocine la carne molida

Añada el condimento y cebolla verde y saltéelos.

Retire del fuego y añada el tomate picado.

Precaliente el horno a 400 grados F.

Coloque las setas en una asadera con el tallo hacia arriba y hornee por 4 minutos.

Agregue la carne molida en los agujeros de las setas.

Hornee las setas rellenas durante 3 minutos o más.

Sirva y disfrute.

Estofado de Res

Ingredientes:

6 tazas de caldo de hueso de vaca o pollo

6 zanahorias picadas

½ apio (celery)

1 cebolla picada

3 dientes de ajo machacados

3 libras de ternera

15 onzas de tomates picados

Sal y pimienta al gusto

Procedimiento:

Coloque la carne en una olla y agregue la zanahoria, el apio, la cebolla, el ajo y tomates cortados en cubitos, y el caldo de hueso.

Sazone con sal y pimienta.

Ponga la tapa de la olla y deje, cocine a alta presión durante 1 hora.

Sirva.

Estofado de Bisonte o Búfalo

Ingredientes:

2 libras de estofado de carne de bisonte o búfalo

1 cucharada de aceite de coco orgánico

2 taza de apio (celery) picado

3 ramitas de tomillo

3 ramitas de romero fresco

1 cabeza de coliflor picada

1 cebolla amarilla picada

Sal y pimienta al gusto

Procedimiento:

En un sartén de hierro con aceite de coco, haga el estofado de carne de bisonte o búfalo.

Transfiera la carne de bisonte o búfalo a una olla grande.

Coloque la cebolla picada y el apio en la olla con el bisonte o búfalo.

Vierta agua, sal y pimienta.

Coloque las hierbas, los vegetales, el apio y ponga la hornilla a fuego medio.

Revuelva el guiso con frecuencia.

Cocine a fuego lento el estofado durante 2 horas. Añada el coliflor picado durante la última hora de cocción.

Chili de Adriana

Ingredientes:

2 cucharaditas de aceite de coco orgánico

1 cabeza de ajo picado

1 Cebolla amarilla picada

2 pimientos verdes picados y sin semillas

3 ½ libras de carne molida

1 cucharada de pimentón

1 cucharadita de polvo Chipotle

1 cucharadita de pimienta negra

1 cucharadita de sal

2 cucharaditas de comino

30 onzas de salsa de tomate

Procedimiento:

Caliente el aceite de coco en un sartén a fuego medio alto.

Saltee la cebolla y el ajo. Transfiéralos a una olla.

Saltee los pimientos durante 3-5 minutos y muévalos a la olla con la cebolla y el ajo.

Añada 1 cucharadita de aceite de coco al sartén y dore la carne aproximadamente por 5 minutos. Muévalo a la olla.

Agregue los condimentos y cocine a fuego medio, mezclando la carne con los pimientos y la cebolla.

Añada la salsa de tomate.

Tape, reduzca el fuego a bajo y cocine a fuego lento durante 1 hora.

Sopa de Pollo de Abuela Laura

Ingredientes:

20 onzas de pechugas de pollo sin hueso y sin pellejo

1 cucharadita de Eneldo en polvo

1 cebolla

1 cucharada de ajo en polvo

1 cucharadita de pimienta negra

2 taza de apio (celery) picado

1 taza de zanahorias pequeñas (baby carrots)

Procedimiento:

Enjuague la pechuga de pollo y colóquela en una olla grande.

Pique toda la cebolla en trozos pequeños y colóquelos en la olla de sopa.

Vierta agua y sazone con ajo en polvo, pimienta y eneldo.

Hierva todo en la estufa.

Reduzca a fuego lento, cubra y cocine por 30 minutos.

Después de 30 minutos, añada el apio y las zanahorias bebés y cocine por otros 45 minutos a una hora.

Ensalada de Pollo y Tocineta en Canoas de Batata

Ingredientes:

2 batatas mameyas o camotes

4 rebanadas de tocino (de pavo o regular) picado

1 cebolla picada

12 onzas de hongos (setas) frescos en rodajas

2 dientes de ajos picados

2-3 tazas de pollo cocido y desmenuzado

½ cucharadita de tomillo seco

Sal y pimienta al gusto

2 tazas de espinaca o lechuga

Aceite de oliva extra virgen

Vinagre balsámico (opcional)

Procedimiento:

Corte las batatas dulces por la mitad y prepárelas para hornear.

Después que estén horneadas, use una cuchara para sacar con cuidado la parte de adentro dejando una capa fina para rellenar más tarde con el pollo y la ensalada.

Caliente un sartén grande y añada el tocino cortado en dados. Cuando se libere la grasa, añada el sobrante de la batata picada, cebolla, hongos, ajo, pollo y tomillo.

Cocine a fuego medio, revolviendo con frecuencia, hasta que estén cocidas las verduras y el tocino esté crujiente.

Añada sal y pimienta al gusto.

Retire el sartén del fuego y agregue las espinacas.

Mezcle todo y échelo dentro de la batata que raspó para sacarle la pulpa.

Sirva.

Ensalda de Salmón y Pollo

Ingredientes:

1 libra de filete de salmón sazonado con sal y pimienta.

Jugo y ralladura de ½ limón

2 cucharadas de alcaparras

2 tallos de apio (celery) picado

1 cucharadita de eneldo fresco (picado)

chorrito de aceite de oliva extra virgen

Sal marina y pimienta al gusto

2 pechugas de pollo cocidas (picadas)

½ taza de nueces (picadas)

½ taza de arándanos secos

1/3 de taza de mayonesa veganaise o hecha en casa

1 cucharadita de semillas de amapola

1 cucharada de vinagre de manzana

1 cucharada de miel

Procedimiento:

Combine todos los ingredientes en un recipiente y mezcle.

Hornee el salmón sazonado a 350 grados F durante 5-10 minutos.

Traslade el salmón cocinado a un tazón y agregue todos los ingredientes mezclados.

Combine y sirva.

Salmón y Espinaca en Salsa Pesto y Arúgula

Ingredientes:

2 filetes de salmón horneados o cocidos a su gusto

Para el pesto

2 tazas de rúcula fresca

1 diente de ajo

¼ de taza de nueces

½ taza de aceite de oliva

Sal y pimienta al gusto

Para la ensalada

3 tazas de espinaca

2 tazas de brotes de arúgula (microgreens)

1 taza de repollo rallado

1 zanahoria rallada

Procedimiento:

Para el pesto, mezcle la rúcula fresca, el ajo y las nueces en un procesador de alimentos hasta que esté bien molido.

Con la máquina en marcha añada poco a poco el aceite de oliva hasta que estén bien mezclados.

Traslade a un tazón y agregue sal y pimienta al gusto.

Para la ensalada, combine todos los ingredientes en un tazón, añada 4 cucharadas de pesto y mezcle hasta que estén bien combinados.

Coloque en el refrigerador o deje a un lado mientras se prepara el salmón a gusto.

Luego que el salmón este listo vierta sobre el la salsa pesto y arugula.

Disfrute

Tostones con Carnitas y Pico de Gallo

Ingredientes:

2 tomates grandes, cortados en cubitos

1 cebolla pequeña roja o blanca, cortada en cubitos

½ taza de hojas de cilantro fresco

1 jalapeño fresco sin semillas y picado

1 cucharadita de sal de mar

½ cucharadita de pimienta negra o al gusto

1 diente de ajo, picado

1 limón (jugo)

1 taza de mayonesa veganaise o hecha en casa

1 cucharada de salsa picante (de su elección)

2-3 plátanos verdes pelados y cortados en trozos de 2 pulgadas de largo

Procedimiento:

Para el pico de gallo, mezcle los tomates, la cebolla, el cilantro, el jalapeño, el ajo, sal y pimienta en un tazón mediano y colóquelo en el refrigerador.

Para el alioli, mezcle suavemente la mayonesa, el jugo de limón y la salsa picante de su elección en un tazón pequeño y colóquelo en el refrigerador hasta que esté listo para servir.

Para los tostones, caliente el aceite de coco, agregue las rodajas de plátano.

Fría hasta que ambos lados estén dorados.

Retire con cuidado del aceite, coloque las rodajas una por una en una 'tostonera' para aplanar el plátano frito.

Agregue los plátanos aplastados de nuevo en el aceite caliente durante unos 30 segundos a 1 minuto por cada lado.

Cuando estén listos eche encima de los tostones todo lo que hizo antes, en pequeñas cantidades

Bacalao Empanado

Ingredientes:

2 tazas de harina de almendra

1/3 de taza de hojuelas de coco sin azúcar

¼ de cucharadita de pimienta de cayena

sal marina y pimienta negra

1 huevo batido

1 libra de filetes de bacalao (si es salado des-salarlo)

Procedimiento:

Precaliente el horno a 425 grados F.

Combine la harina de almendra, el coco rallado y la pimienta de cayena en un plato y sazone con sal y pimienta.

Coloque el huevo batido en otro plato poco profundo.

Sazone el pescado con sal y pimienta (si es saldo la sal debe ser removida y solo añadir pimienta en este paso)

Pase cada filete por el huevo y luego en la mezcla de harina de almendra.

Presione la mezcla sobre el pescado para que quede bien empanado.

Coloque el pescado en una bandeja para hornear ligeramente engrasada con aceite de coco y hornee por 15 minutos o hasta que estén cocidos.

Dorado con Zanahoria

Ingredientes:

4 zanahorias en rodajas

3 cucharadas de aceite de coco

5 cebollines cortadiso pequeñitos

½ cucharadita de jengibre fresco rallado

1 cucharadita de ajo machacado

1 libra de mahi mahi u otro pescado blanco de su elección

1 cucharada de jugo de limón fresco

½ taza de caldo de pollo

Pimienta negra y sal al gusto

Procedimiento:

Sofría las zanahorias en 2 cucharadas de aceite de coco a fuego medio durante 5-7 minutos o hasta que las zanahorias comiencen a dorarse.

Mientras que las zanahorias se cocinan, mezcle el caldo de pollo y pimienta negra en un tazón.

Agregue las cebollas verdes con las zanahorias y cocine por un minuto más.

Agregue el jugo de limón, el jengibre y el ajo al sartén y saltee hasta que las zanahorias y cebollas estén recubiertas con el jengibre y el ajo.

Espolvoree con un poco de sal marina, agite de nuevo y retire la mezcla de zanahoria del sartén.

Añada la cucharada restante de aceite de coco para el mismo sartén y derrita a fuego medio.

Añada los trozos de pescado y cocine durante 1 minuto por cada lado.

Ahora, vierta la mezcla de caldo de pollo que se hizo anteriormente encima del pescado, tape y cocine por otros 1-2 minutos o hasta que el pescado esté tierno.

No cocine demasiado.

Sirva el pescado sobre las zanahorias con jengibre.

El Prosciutto Perfecto

Ingredientes:

3 onzas prosciutto, picado

4 pechugas de pollo ya cocidos, picados

2 ajos puerros, cortados en cubitos

1 col rizada, cortada en cubitos (Kale)

2 cucharadas de aceite de coco

½ cucharada de vinagre balsámico

Pimienta negra y ajo en polvo al gusto

Procedimiento:

Pele los puerros y córtelos en trozos.

Colóquelos en una olla con una taza de agua y cocine durante 7 minutos.

Mientras los puerros se están cocinando, corte en trozos el pollo y los vegetales.

Caliente el aceite de coco en un sartén grande y agregue los puerros cortados en cubitos.

Cocine hasta que los puerros empiecen a dorarse, añada el prosciutto cortado en cubitos y cocine durante otros 4-5 minutos.

Añada la col rizada y saltee hasta que se ablande.

Agregue el pollo, el vinagre balsámico, el ajo en polvo y la pimienta negra.

Saltee durante otros 3-4 minutos.

Sirva.

Albóndigas

Ingredientes:

Para las albóndigas

1 ½ libras de carne de res molida

½ taza de cerezas secas sin azúcar picadas

5 dientes de ajo picados

½ taza de cilantro cortado en cubitos

½ cucharadita de sal marina

½ cucharada de especias "Garam Masala"

½ cucharada de pimienta cayena

Sal y pimienta negra al gusto

2 cucharadas de aceite de coco

Salsa

1.6 onzas de salsa de tomate

8 onzas de leche de coco

5 cebollines, cortadas en cubitos

1 ½ cucharaditas de Garam Masala

½ cucharadita de sal marina

Procedimiento:

Utilizando sus manos mezcle los ingredientes de las albóndigas a excepción del aceite de coco.

En un sartén grande, caliente el aceite de coco a fuego medio. Asegúrese de que esté caliente antes de empezar a agregar las albóndigas.

Una vez que el aceite esté caliente, forme bolas de albóndigas y añada a la sartén.

Cocine durante 3-5 minutos por cada lado o hasta que estén doradas.

Retire las albóndigas y deje a un lado.

Añada la salsa de tomate, cebolla y especias. Mezcle estos ingredientes en la cacerola.

Poco a poco agregue la leche de coco.

Una vez que la salsa esté bien mezclada con la leche, lleve a fuego lento y deje cocine durante 3 minutos.

Añada las albóndigas de nuevo a la salsa, tape la olla y cocine por 3 minutos.

Gire las albóndigas, tape y cocine durante otros 3 minutos.

Sirva con cebollas verdes cortadas en cubitos.

Pollo con Jícama

Ingredientes:

3 tazas de pollo cocido cortados en cubitos

2 tazas de repollo

½ taza de pepino cortados en cubitos

½ cebolla roja pequeña picada

1 taza de jícama cortadas en cubitos

½ taza de mayonesa veganaise o hecha en casa

1 cucharada de vinagre balsámico

1 cucharadita de pimentón

½ cucharadita de chile en polvo

pizca de pimienta de cayena

Procedimiento:

En un recipiente, mezcle el pollo ya cocido con todos los ingredientes.

Sirva

Pollo con Tocineta

Ingredientes:

12 onzas de pechuga de pollo (sin hueso, sin pellejo)

4 tiras de tocino (de pavo o regular)

Procedimiento:

Envuelva las rebanadas de tocino alrededor de la pechuga hasta que esté completamente envuelta.

Luego deje refrigerar por lo menos por 30 minutos.

Precaliente el horno a 400 grados F.

Caliente un sartén y añada la pechuga de pollo. Cocine hasta que estén ligeramente doradas; unos 3 minutos por cada lado.

Ponga las pechugas en el horno y deje que se cocinen por 25 minutos.

Retire el sartén del horno y deje a un lado para que reposen durante 5 minutos.

Sirva.

Pollo con Vegetales y Curry

Ingredientes:

2 cucharaditas de aceite de coco virgen

1 libra de pechuga de pollo cortada en trozos

vegetales de su elección

salsa curry (marca deseada)

8 onzas de leche de coco

½ limón (jugo), opcional

Sal marina y pimienta, al gusto

Procedimiento:

Caliente una cucharadita de aceite de coco en un sartén a fuego medio hasta que esté caliente y el aceite se derrita.

Eche las pechugas de pollo, sazone con sal y pimienta.

Retire el pollo de la sartén y transfiéralo a un plato o tazón cuando ya se haya dorado por ambos lados (seguirá crudo por dentro).

Añada el resto del aceite al sartén y eche los vegetales. Cocine durante 5 minutos.

Luego, eche la salsa de curry, agregue la leche de coco y mezcle bien.

Una vez que el curry comience a hervir, agregue el pollo de nuevo al sartén.

Cocine durante 10 minutos.

"Tenders" de Pollo Tradicionales

Ingredientes:

2 paquetes de filetes de pollo orgánicos

Pimienta a gusto

2 huevos orgánicos

1 cucharadita de ajo en polvo

½ taza de harina de almendra

Salsa picante a gusto

¼ de taza de harina de coco

Sal marina al gusto

½ taza de aceite de coco

Procedimiento:

Espolvoree los filetes de pollo con sal y pimienta.

Pase los filetes por los huevos, la harina de almendra y harina de coco.

Para obtener los mejores resultados, refrigere durante unos 15 minutos.

Pasado ese tiempo, caliente el aceite de coco en un sartén a fuego medio/alto.

Coloque los trozos de pollo en el sartén hasta que estén dorados por cada uno de los lados.

El empanado será muy frágil, así que tenga cuidado.

Pase a una bandeja y deje hornear a 350 grados F hasta que ya no esté rosado en el centro.

Albóndigas Suecas

Ingredientes:

2 libras de carne molida orgánica

¼ de cebolla rallada

1 huevo orgánico

½ cucharadita de sal

Nuez moscada a su gusto

1 yema de huevo orgánico

1/8 de cucharadita pimienta negra

¼ de taza harina de almendra

1 cucharadita de perejil seco

Procedimiento:

Mezcle bien todos los ingredientes y forme bolitas.

Póngalas a dorar en un sartén.

Luego, añada 1 taza (o más si se desea) de caldo de pollo orgánico.

Termine la cocción y al final mezcle la nuez moscada.

Sirva caliente.

Sauté de Coles de Bruselas

Ingredientes:

1 libra de coles de bruselas

½ cebolla rallada o cortada en trozos pequeños

½ cucharadita de orégano seco, tomillo o salvia

2 cucharadas de aceite de coco o mantequilla (ó 1 cucharada de cada uno)

Sal de mar y pimienta al gusto

Procedimiento:

Caliente el aceite o la mantequilla en un sartén.

Agregue la cebolla y cocine durante 1-2 minutos. Añada los coles de Bruselas y especias.

Cocine hasta que estén tiernas.

Si se siente valiente añada tocineta (de pavo o regular) a esta receta para más sabor.

Burrito de Pollo

Ingredientes:

2-3 pechugas de pollo orgánicas desmenuzadas (puede utilizar pollo orgánico en lata)

¼ de cabeza de repollo rallada

Salsa picante a su gusto y de su predilección

1-2 cucharaditas de aceite de coco

4 plantillas de coco (puedes utilizar hojas de lechuga romana)

Procedimiento:

Coloque el aceite de coco en un sartén.

Añada la col y saltee hasta que esté blanda.

Agregue el pollo y suficiente salsa picante para cubrir totalmente la mezcla.

Tome las plantillas de coco y llénelas con una o dos cucharadas de la mezcla de pollo. Envuélvalas y póngalas en el horno durante 5 minutos a 350 grados F (vigilar que no se quemen).

Si utiliza la lechuga, simplemente colóquelos en un plato con el lado abierto hacia arriba (como un taco).

Pollo con Ajo Rostisado

Ingredientes:

3 dientes de ajo grandes

½ cucharadita de sal marina

1 cucharadita de orégano seco

¼ a ½ cucharadita de pimienta roja

2 cucharaditas de aceite de oliva extra virgen

4 pechugas de pollo

Procedimiento:

Precaliente el horno a 400 grados F.

Mezcle el orégano, la pimienta roja molida, el aceite de oliva extra virgen, ½ cucharadita de sal y los tres dientes de ajo.

Vierta esta mezcla en las pechugas y póngalas en una bandeja para hornear.

Déjelas en el horno de 20 a 25 minutos.

Guacamole de Toñeta

Ingredientes:

1-2 aguacates orgánicos

1 tomate orgánico picado en cubitos

¼ parte de una cebolla orgánica picada en cubitos pequeños

1 diente de ajo picadito

cilantro fresco

Procedimiento:

Triture los aguacates y agregue el resto de los ingredientes para mezclarlos.

Carne Para Tacos

Ingredientes:

1 libra de carne molida

2 cucharaditas de chile en polvo

¼ de cucharadita de sal

2 cucharaditas de comino en polvo

½ cebolla

2 cucharaditas de orégano

lechuga

Procedimiento:

Dore la carne molida y cuando se esté termiando de cocinar, añada la cebolla.

Agregue el resto de los ingredientes.

Es posible que tenga que añadir una pequeña cantidad de agua.

Sirva sobre la lechuga en forma de tacos con tomate, aguacate, frijoles negros y queso, etc.

Ensalada Waldorf

Ingredientes:

½ taza de cebolla

½ taza de apio (celery) en rodajas

½ taza de uvas rojas sin semillas en rodajas

1 manzana verde

3 cucharadas de yogurt orgánico

1 cucharada de jugo de limón fresco

¼ de cucharadita de sal marina

¼ de cucharadita de pimienta al gusto

1 hoja de lechuga orgánica

Procedimiento:

En un recipiente de tamaño mediano, mezcle el yogurt y el zumo de limón.

Añada ½ cucharadita de sal y ¼ de cucharadita de pimienta recién molida.

Mezcle la manzana, el apio, uvas y las nueces.

Sirva en una hoja de lechuga.

Kale (col rizada)

Ingredientes:

½ manojo col cruda picada

1 cucharada de pasta de sésamo

1 cucharada de agua

1 cucharada de jugo de limón fresco

1 cucharada de tamari

1 cucharadita de ajo picado (1 -2 dientes de ajo)

Procedimiento:

Rompa la col rizada en trozos de tamaño de bocado y colóquelos en un recipiente grande.

En una licuadora o procesador de alimentos, haga un puré con todos los ingredientes excepto la col rizada.

Cubra la col rizada con ese aderezo y revuelva.

Deje refrigerar por una hora o más para obtener mejores resultados.

Ensalda de Kale (col rizada) Marinada

Ingredientes:

1 manojo de col cruda picada

¼ de taza de aceite de semilla de lino

1/3 de taza jugo de limón

1-2 cucharaditas de salsa tamari (sin gluten)

sal de mar y pimienta al gusto

Procedimiento:

Mezcle y combine todos los ingredientes con la col rizada.

Ensalada Cobb

Ingredientes:

3 huevos orgánicos

2 cucharadas de aceite de coco orgánico

½ libra de tiritas de pollo

1 taza de jamón (de pavo o regular) picados en cubos

1 Tomate cortado en cubitos

½ taza de pepino, cortado en cubitos

1 aguacate cortado en cubitos,

1 cabeza de lechuga verde, picada

Para el aderezo:

¼ de taza de aceite de oliva extra virgen

½ limón, el jugo solamente

½ cucharadita de sal

½ cucharadita de pimienta negra

Procedimiento:

Coloque los huevos en una cacerola con agua fría. Lleve el agua a ebullición y cocine los huevos durante 10 minutos a fuego suave.

Retire la cacerola del fuego, vierta el agua hirviendo y reemplace con agua fría y hielo. Permita que los huevos se enfríen.

Mientras tanto, en un sartén, caliente el aceite de coco a fuego medio/alto.

Añada los trozos de pollo al sartén y cocine durante 8-10 minutos, volteando de vez en cuando para que cocine uniformemente.

Mezcle la lechuga con el pollo, jamón, tomate, pepino, aguacate y huevo hervido.

En un tazón pequeño, para el aderezo, bata el aceite de oliva, jugo de limón, sal y pimienta. Vierta el aderezo sobre las ensaladas individuales.

Majado de Coliflor

Ingredientes:

1 coliflor o varias raíces de apio (celery)

¼ taza de mantequilla

¼ de taza de leche en crema

Sal y pimienta

Procedimiento:

Ponga el coliflor en vapor hasta que esté tierno.

Escúrrelo y en el procesador de alimentos, mezcle el coliflor con los demás ingredientes hasta que quede suave.

Pollo al Curry

Ingredientes:

2 cucharaditas de aceite de coco

1 libra de pechugas de pollo orgánicas

1 cucharada de pasta de curry rojo tailandés

1 taza de calabacín orgánico

1 pimiento rojo

½ cebolla

1 lata de leche de coco

1 aguacate

2 cucharadas de cilantro fresco

Procedimiento:

Caliente el aceite de coco en un sartén y dore el pollo.

Añada el resto de los vegetales y cocine hasta que el pollo esté hecho y los vegetales estén ligeramente cocinados.

Añada la leche de coco y pasta de curry rojo y mezcle.

Cocine a fuego lento durante unos minutos.

Cubra con aguacate y cilantro fresco al final.

Sirva y disfrute.

Pollo con Pesto

Ingredientes:

1 libra de pechugas de pollo orgánico

1-2 cucharadas de salsa de pesto

4 tomates

sal marina y pimienta molida a gusto

queso parmesano

aceitunas negras

Procedimiento:

Precaliente el horno a 350 grados F.

Con un mazo para carne consiga que el grosor de las pechugas sean aproximadamente de ½ pulgada.

Espolvoree ambos lados de cada pechuga con sal y pimienta.

Luego, trasládelas a un envase de horno.

Rocíe salsa pesto por encima de las pechugas y cocine durante unos 20 minutos.

Añada las rodajas de tomate y queso parmesano si lo desea.

Continúe la cocción hasta que el pollo esté bien cocido (unos 15-20 minutos adicionales).

Añada las aceitunas rebanadas al final y sirva.

Alitas Teriyaki al Horno

Ingredientes:

½ taza de mantequilla orgánica

2 cucharaditas de stevia

½ taza de vino tinto (opcional)

½ taza de tamari (ojo tal vez a usted le guste con menos cantidad)

¼ de taza de jugo de limón fresco

2 cucharadita de mostaza

1/8 a ¼ de taza de salsa picante

4-5 libras alitas de pollo orgánicas

2 cucharaditas de sal de mar

¼ de cucharadita de pimienta negra

2 cucharaditas de ajo en polvo

Procedimiento:

Precaliente el horno a 350 grados F.

Derrita la mantequilla en una cacerola pequeña-mediana a fuego medio.

Añada la stevia, el vino, el tamari, zumo de limón, mostaza, salsa picante, sal, pimiento y ajo en polvo, y mezcle.

En un tazón grande, mezcle las alas de pollo con la salsa.

Coloque las alas de pollo en una bandeja para hornear forrada con papel encerado.

Deje hornear a 350 grados F durante 35-40 minutos o hasta que el pollo esté listo.

Salmón con Crema de Albahaca

Ingredientes para el salmón:

4 filetes de salmón (6 onzas)

¼ de taza de aceite de oliva

1 cucharada de jugo de limón

Sal de mar y pimienta recién molida

2 cucharadas de mostaza

Ingredientes para la salsa:

2 hojas de albahaca fresca

1/3 de taza de vino blanco seco

2 dientes de ajo

1 taza de crema de leche

1 cucharada de jugo de limón fresco

2 cucharadas de mantequilla orgánica

Sal de mar y pimienta al gusto

Procedimiento:

Precaliente la plancha.

Lave el salmón con agua fría, escurra y seque.

Unte aceite de oliva por ambos lados del salmón.

Sazone con el jugo de limón, sal y pimienta y deje marinar por unos minutos.

Combine la albahaca, el vino y el ajo en una licuadora y procese hasta que se forma un puré suave.

Transfiéra la mezcla a una pequeña cacerola. Añada la crema de leche.

Lleve a fuego lento o fuego medio, teniendo cuidado de que no se queme la crema.

Revuelva con frecuencia durante 10-15 minutos hasta que la cantidad de salsa se reduzca a la mitad.

Añada la mantequilla y jugo de limón sin dejar de revolver.

Una vez que la mantequilla se incorpore a la mezcla de la crema, retire del fuego y sazone con sal y pimienta.

Tape para mantener el calor del salmón en la plancha.

Retírelo del calor cuando esté listo y sirva con salsa.

Salmón Ahumado

Ingredientes:

2 huevos orgánicos

½ a ¾ de taza de salmón ahumado, cortado en pequeños trozos

1-2 cucharadas de queso crema orgánico

eneldo seco al gusto

Sal de mar y pimienta negra al gusto

1 cucharada de aceite de coco o mantequilla orgánica

Procedimiento:

Caliente un sartén y añada la mantequilla o aceite de coco y déjelos en calor hasta que se derritan.

Añada los huevos y cocine.

Añada el resto de los ingredientes y mezcle bien.

Sirva el salmón ya ahumado y decore con los demás ingredientes preparados.

Setas Rellenas

Ingredientes:

1 taza de setas

½ queso crema orgánico derretido

6 rebanadas tocineta (de pavo o regular)

Procedimiento:

Precaliente el horno a 350 grados F.

Mezcle el queso crema con el tocino picado y rellene cada tapa de las setas.

Hornee durante 15-20 minutos en una bandeja para hornear forrada de papel encerado.

Sirva caliente.

Ensalada de Espinaca con Aderezo de Tocineta

Ingredientes:

1 paquete de espinaca (aproximadamente 9-10 onzas)

2 cucharadas de aceite de oliva

4-5 trozos de tocineta (de pavo o regular)

¼ de taza de cebolla rallada o picada.

1 diente de ajo

2 cucharadas de vinagre de sidra de manzana

Sal de mar y pimienta al gusto

2 cucharaditas de xilit

Procedimiento:

Ponga las espinacas en un recipiente grande.

Fría el tocino en el aceite de semilla de colza hasta que esté crujiente.

Retire y escurra sobre una servilleta.

Mantenga el aceite sobrante en el sartén y cocine la cebolla durante 2-3 minutos y luego añada el ajo durante 15-30 segundos, pero no deje que el ajo se dore.

Añada el vinagre, la sal, la pimienta y el xilitol.

Agite para disolver y vierta el aderezo sobre la espinaca.

El tocino picado va en la parte superior de la ensalada.

Pollo con Cerezas

Ingredientes:

1- ½ libras de pechuga de pollo (4 pechugas)

1 chalote (o 1 cebolla roja)

1 cucharadita de vinagre de vino tinto

2 cucharadas de aceite de coco

2 tazas de cerezas (congeladas o descongeladas)

1 manojo de espárragos

Rúcula

Sal y pimienta al gusto

Procedimiento:

Precaliente el horno a 400 grados F.

Limpie los extremos de los espárragos.

Coloque el pollo en un recipiente para horno y rocíelo ligeramente con aceite de coco.

En otro recipiente de horno, coloque los espárragos y rocíelos ligeramente con aceite coco.

Deje hornear durante unos 15 minutos, hasta que el pollo esté cocido.

Pique la cebolla.

En un tazón pequeño, añada la cebolla, vinagre de vino tinto, aceite de coco y cerezas.

Coloque el pollo encima del puñado de rúcula y añada la mezcla de cerezas.

Sirva con espárragos.

Pollo al Horno con Coles de Bruselas

Ingredientes:

1 libra de pescado de elección (bacalao o salmón)

1 limón

Coles de Bruselas 2 libras, cortadas en 4 pedazos

½ cucharada de aceite de coco

1 diente de ajo (también puede ser 1 cucharadita en polvo)

2-3 cucharadas de pasta de sésamo (tahini)

1 cucharadita de sirope puro (maple syrup)

1 limón (el jugo)

3-6 cucharadas de agua

pimienta al gusto

Procedimiento:

Precaliente el horno a 425 grados F.

Ponga el pescado en un recipiente para horno y exprima el jugo de un limón y sazone al gusto.

Para los brotes de Bruselas asadas, precaliente el horno a 450 grados F.

Coloque los trozos de Bruselas y rocíe con aceite de coco y pimienta. Revuelva para distribuir y luego póngalo en el horno durante 25 minutos.

Saque, mezcle y coloque de nuevo en el horno durante otros 15 minutos.

Para la salsa Tahini, ponga todos los ingredientes restantes en la licuadora o procesador y mezcle hasta obtener la consistencia deseada (puede añadir más agua si se desea).

Añada el aderezo sobre las coles de Bruselas.

Camarones con Espárragos y "Bok Choy"

Ingredientes:

1 libra de camarones

1 col de "bok choy" picado

1 manojo de espárragos picados

2 pimientos rojos, cortados en cubitos

1 cucharada de aceite de coco

3 dientes de ajo picados

1 a 2 cucharaditas de salsa de chile (o un pimiento rojo)

1 taza de caldo de pollo o res

2 cucharadas de jugo de limón fresco (aproximadamente 1 limón)

Procedimiento:

En un sartén añada el aceite los espárragos, el pimiento rojo y el ajo.

Cocine a fuego medio durante unos 5 minutos.

Agregue los camarones y cocine hasta que estén hechos por unos 5 minutos más.

Añada la col, el caldo, la salsa de chile y jugo de limón.

Cocine a fuego lento durante otros 5 minutos.

Pollo con Calabacines

Ingredientes:

3-4 pechugas de pollo cortadas en trozos pequeños

1 manojo de acelgas picadas

1 cebolla morada cortada en rodajas finas

3 tazas de calabaza cortada

½ frasco de aceitunas verdes en rodajas

¼ de taza de caldo de pollo

2 cucharadas de aceite de coco

1 cucharadita de comino en polvo

½ cucharadita de canela

½ cucharadita de cúrcuma en polvo (Turmeric)

¼ de cucharadita de polvo de raíz de jengibre

sal y pimienta al gusto

Procedimiento:

Derrita el aceite de coco en un sartén grande a fuego medio.

Añada sal y pimienta a los trozos de pollo y échelos en el sartén.

Cocine hasta que se dore pero que no esté totalmente cocido.

Añada la cebolla, la calabaza y las especias.

Cocine hasta que la calabaza esté tierna.

Añada el caldo y la acelga.

Cuando la acelga se haya cocido, eche las aceitunas y mezcle todo.

Pechuga de Pollo Crujiente

Ingredientes:

4 pechugas de pollo

sal y pimienta al gusto

1 diente de ajo

mantequilla orgáni

Procedimiento:

Precaliente el horno a 375 grados (F).

Sazone la pechuga con sal de mar gruesa, pimienta recién molida y ajo picado.

Coloque las pechugas de pollo en un sartén y deje que se doren durante 3 minutos por cada lado sin moverse.

Luego, traslade las pechugas al horno precalentado durante 10 minutos o hasta que el pollo se cocine.

Retire del horno y deje reposar las pechugas unos minutos.

Añada las verduras o una ensalada de su elección.

Hamburguesa (Grass-Fed)

Ingredientes:

2 libras de carne de vacuno alimentado con pasto

2 cucharaditas de sal marina

2 cucharaditas de pimienta negra

1 cucharadita de hojas de salvia

1 cucharadita de tomillo seco

½ cucharadita de romero seco

½ cucharadita de nuez moscada

¼ de cucharadita de pimienta cayena

¼ de cucharadita de cilantro molido

Procedimiento:

Mezcle los ingredientes.

Forme hamburguesas y cocine sobre un sartén a fuego bajo hasta que estén hechas.

Salsa de Chimichurri

Ingredientes:

1 manojo de perejil

1 manojo de cilantro

2 cucharadas de orégano fresco

¼ de cebolla rojo

4-5 dientes de ajo

2 cucharadas de jugo de limón

½ a 3/4 tazas de aceite de oliva extra virgen

½ cucharadita de sal marina

½ cucharadita de comino

Procedimiento:

Coloque todos los ingredientes en un procesador de alimentos.

Mezcle hasta que consiga la consistencia deseada.

Utilícela sobre alguna carne.

Solomillo con Chimichurri

Ingredientes:

1 filete de solomillo de res

aceite de coco orgánico o mantequilla

sal y pimienta al gusto

Para el chimichurri utilice la receta anterior.

Procedimiento:

Precaliente el horno a 350 grados F.

Caliente un sartén a fuego medio alto.

Añada la mantequilla o aceite de coco.

Sazone la carne con sal y pimienta.

Añada la carne a la sartén y cocine por 3 minutos.

Voltee la carne y colóquela en el horno durante unos 8 minutos o hasta que esté al término deseado.

Corte en tiras finas y sirva cubierto con chimichurri.

Camarones de Vietnam con Miel

Ingredientes:

1 libra de camarones frescos

1 cucharadita de ajo picado

1 cucharadita de cebolla picada

1 cucharadita de aceite de coco

Sal y pimienta al gusto

Salsa de miel (ingredientes):

5 cucharadas de salsa de pescado (fish sauce) de no conseguir use tamari

2 cucharadas de miel cruda

1 cucharada de ajo picado

1 cucharada de pimienta

1 chile pequeño

Procedimiento:

Añada el ajo, la cebolla, la sal y la pimienta a los camarones y deje reposar durante 10 minutos.

Mezcle todos los ingredientes de la salsa de miel en un recipiente.

Caliente un sartén con aceite de coco y dore los camarones durante 1-2 minutos.

Añada la salsa de miel y remueva hasta que la salsa espese, pero no deje que la salsa se queme.

Retire del fuego y sirva inmediatamente.

Ensalada de Salmón con Aguacate

Ingredientes:

2 latas de salmón

3 cucharadas de mayonesa de semillas de uva

½ pepinillo verde picado

¼ cebolla roja picada

½ celery picado

½ cebollín para decorar

Aguacate

Procedimiento:

Simplemente mezcle todo en un recipiente.

Sirva sobre las rebanadas de aguacate.

Pargo (Snapper) en Curry

Ingredientes:

2 filetes de salmón

2 tallos de celery picados

1 cebolla picada

2 dientes de ajo

½ cucharadita de jengibre

2 cucharaditas de curry en polvo

1 cucharadita de sal marina

2 cucharadas de cilantro picado

½ taza de leche de coco

1 cucharada de jugo de limón fresco

2 cucharadas de aceite de coco

Procedimiento:

Precaliente el horno a 350 grados.

Coloque los filetes en un recipiente para hornear.

Agregue el aceite de coco a un sartén.

Sofría la cebolla, el celery, el jengibre y el ajo.

Cocine hasta que la cebolla y el celery estén suaves.

Añada sal, curry y mezcle.

Retire del fuego y añada la leche de coco, jugo de limón, el cilantro y mezcle todo.

Vierta la mezcla sobre los filetes de salmón.

Hornee durante 25 minutos.

Albóndigas Chipotle con Miel

Ingredientes:

Para las albóndigas:

1 de libra de carne molida de res o pavo

1 cebolla finamente picada

2 dientes de ajo, picados

2 huevos grandes, batidos

1 cucharadita de sal marina fina

1 cucharadita de pimienta negra

2 cucharadas de mantequilla

Para la salsa

½ taza de caldo de pollo

½ taza de pasta de tomate

¼ de taza de miel cruda

2 cucharadas de jugo de limón recién exprimido

¼ cucharadita de polvo de chile o chipotle (opcional)

¼ de cucharadita de sal marina

¼ cucharadita de pimentón

3 cebollines (decorar)

Procedimiento:

Precaliente el horno a 350 ° F.

Para hacer las albóndigas: Agregue la carne molida, la cebolla, el ajo, el huevo, la sal y la pimienta en un recipiente de tamaño mediano.

Mezcle todos los ingredientes y forme las albóndigas de carne.

Agregue el aceite de coco en un sartén grande a fuego medio/alto.

Añada las albóndigas y cocine durante 5 minutos, dándoles vuelta frecuentemente hasta que se doren por todos lados.

Coloque las albóndigas al horno y hornear durante 18 a 20 minutos, hasta que las albóndigas estén bien cocidas.

Para hacer la salsa: Coloque todos los ingredientes de la misma en una cacerola mediana a fuego medio/alto y mezcle para combinarlos todos y deje hervir.

Reduzca el fuego a bajo y cocine a fuego lento durante 3 a 5 minutos, hasta que la salsa se espese, revolviendo de vez en cuando.

Agregue el polvo de chipotle, si desea.

Una vez que las albóndigas se cocinen, utilice una cuchara ranurada para transferirlas al sartén con la salsa, mezcle bien y añada los cebollines.

Chilli de Pollo con Coliflor

Ingredientes:

Para el Chili:

½ cabeza de coliflor picada

1 cebolla picada

1 pimiento rojo picado

1 pimiento verde picado

2 dientes de ajo picados

1 lata de 28 onzas de puré de tomate orgánico

½ taza de caldo de pollo

2 cucharadas de chile en polvo

¼ - ½ cucharadita de chile en polvo

1 cucharadita de sal marina

½ cucharadita de pimienta recién molida

Para servir:

1 aguacate

1 limón

1 puñado de cilantro fresco

Procedimiento:

Añada todos los ingredientes del chile en una olla y revuelva para mezclar.

Cocine a fuego lento durante 2 horas.

Sirva el chile con rebanadas de aguacate, unas gotas de jugo de limón y el cilantro al gusto.

Ensalada de Antipasto

Ingredientes:

1 cabeza grande de lechuga romana

4 onzas de jamón, cortado en tiras

4 onzas de salami o pepperoni, cortado en cubos

½ taza de corazones de alcachofa, en rodajas

½ taza de aceitunas verdes

½ pimiento picante o dulces

Aderezo italiano orgánico, al gusto

Procedimiento:

Combine todos los ingredientes en una ensaladera grande.

Mezcle con el aderezo italiano.

Arroz Mexicano de Coliflor

Ingredientes:

1 coliflor

1 cucharada de aceite de oliva

1 cebolla pequeña, cortada en cubitos

½ pimiento rojo, cortado en cubitos

2 dientes de ajo, picados

1 cucharaditas de comino en polvo

¼ cucharadita de pimienta

1 cucharada de salsa chipotle

¼ taza de cilantro fresco picado

1 aguacate en rodajas

Procedimiento:

Corte la coliflor muy pequeña semejando el tamaño del arroz, o raye en un rayador de queso grande o pase por un procesador de alimentos.

Caliente el aceite de oliva en una olla grande a fuego medio/bajo.

Añada la cebolla y el pimiento cortado y saltee por aproximadamente 3-5 minutos.

Agregue el ajo y cocine por un minuto, revolviendo.

Añada el comino y la pimienta y revuelva para combinar todo.

Añada el arroz de coliflor, revuelva, reduzca el fuego a bajo y tape la olla.

Cocine durante 5-8 minutosno hasta que tenga la textura deseada.

Agregue la salsa, cilantro fresco y adornar con rodajas de aguacate.

Tostada de Coco y Arándanos (Blueberries)

Ingredientes:

2 rebanadas de pan sin gluten

1 puñado de arándanos frescos

1 puñado de frambuesas frescas

4 cucharadas de aceite de coco

1 cucharadita de canela

4-8 onzas de kefir sin azúcar

Stevia líquida para darle más sabor (opcional)

Procedimiento:

Caliente las rebanadas de pan en el horno o tostador.

Aplique aceite de coco sobre la tostada.

Coloque los arándanos y las frambuesas en el pan tostado y espolvoree con canela.

Vertir Amasai sobre la tostada.

Opcional: rocie un poco de stevia líquido de para darle más sabor – esto sería similar a sirope o miel, excepto que la stevia es sin azúcar.

Ensalada Inteligente

Se inteligente y escoge las cantidades que quieras para cada uno de los ingredientes

Ingredientes:

Espinaca orgánica

Pepino orgánico

Tomate orgánico

Pimientos orgánicos de colores

Cebolla Roja

Aceitunas negras

Queso orgánico

1 cucharada de orégano seco

½ cucharadita de sal rosa

½ limón recién exprimido,

1 cucharadita de vinagre de manzana

1 cucharada de aceite de oliva extra virgin

Procedimiento:

Coloque la espinaca en un tazón grande.

Pique el pepino, la cebolla roja, los pimientos, el tomate, el queso y mezcle con las espinacas.

Agregue algunas aceitunas negras y exprima el limón fresco.

Añada el vinagre de manzana, el aceite de oliva, la sal y el orégano a la ensalada.

Super Ensalada de Aguacates

Ingredientes:

2 puñados de espinaca orgánica

1 aguacate grande en rodajas

¼ cebolla roja picada

½ pepino cortado en cubitos

¼ taza de pimientos verdes picados en cubitos

¼ taza de pimientos amarillos picados en cubitos

¼ taza de pimientos naranja picados en cubitos

¼ pimiento rojo cortado en cuadritos

1 zanahoria cortada en cubitos

1 tallo de apio (celery) en rodajas

½ limón exprimido ó 1-2 cucharaditas de vinagre de sidra de manzana

2 cucharadas de aceite de oliva extra virgen

Orégano, albahaca y tomillo en polvo, al gusto

Sal rosa al gusto

Procedimiento:

Coloque la espinaca en la parte inferior de un tazón grande.

Añada todos los vegetales en cubitos y el aguacate.

Distribuya todo uniformemente a lo largo de la ensalada como sea posible.

Exprima el limón sobre los ingredientes.

Añada el vinagre de manzana.

Agregue el aceite de oliva, las hierbas y la sal de gusto.

Ensalada de Salmón

Ingredientes:

2 a 2 ½ libras de salmón

2 cucharadas de aceite de coco orgánico

1 aguacate, cortado en cubitos

1 taza de guisantes frescos

2 tallos de apio (celery), cortados en cubitos

2 pimientos rojos cortados en piezas grandes

1 lima o limón, recién exprimido (opcional)

Pimienta y sal al gusto

Orégano, perejil fresco o gran cantidad de cilantro fresco

Procedimiento:

Coloque los filetes de salmón en papel encerado y añada especies y sazón de su gusto. Agregue aceite de coco en la parte superior de salmón.

Envuelva el salmón como un pastel de Navidad o un tamal Mexicano. Incluso se puede asegurar con cuerda (hilo) de cocina.

Hierva de 9 a 12 minutos o hasta que esté opaco.

Retire de las envolturas y deje reposar el salmón por 5 minutos.

Para montar su ensalada, coloque una cantidad generosa de los vegetales en cada plato.

Coloque el salmón encima de los vegetales.

Opcional: Añada el zumo de limón recién exprimido, si desea, a su ensalada de salmón.

Ensalada de Salchicha

Ingredientes:

Un puñado grande de espinacas

3-6 salchichas orgánicas

1 cucharada grande de aceite de coco

1/2 pimiento amarillo orgánico cortado en cuadritos

1/2 pimiento rojo cortado en cuadritos

3 cebollines cortados

¼ de cebolla roja picada

Aderezo: ½ - 1 limón exprimido, 2 cucharadas de aceite de olive extra virgen

Hierbas tales como orégano, tomillo y albahaca, al gusto.

Procedimiento:

Salteé las salchichas con aceite de coco en un sartén. Podría también sofreír la cebolla junto con las salchichas si le gusta.

Combine todos los ingredientes, colocando las espinacas primero y luego las salchichas.

Añada los demás vegetales, exprima el limón, añada las hierbas y el aceite de oliva.

Crujiente Salmón con Nueces

Ingredientes:

1/2 taza de nueces (walnuts)

2 cucharadas de Sugar Free Maple Syrup

½ cucharada de Mostaza Dijon

¼ cucharadita de eneldo (dill)

23 onzas Filete de salmón

1 cucharada de aceite de oliva

sal y pimienta al gusto

Procedimiento:

Precaliente el horno a 350 grados F y prepare una bandeja o fuente de hornear con papel de aluminio en el fondo.

En un procesador de alimentos agregue las nueces, el sirop maple libre de azúcar, sal pimienta, eneldo y la mostaza. Procese hasta que se forme la consistencia de una pasta.

Caliente en la estufa un sartén y coloque el aceite de oliva. Seque bien el filete de salmón y coloque en el sartén con el lado de la piel hacia abajo. Cocinar y/o sellar el salmón solo de ese lado por 3 minutos.

Mientras se sella el salmón, va a colocar en la parte de arriba la mezcla de nueces hasta cubrir completo. Es como si empanara solo la parte de arriba del salmón.

Retire del sartén y coloque en la bandeja de hornear. Horneé por aproximadamente 8 minutos.

Salmón Glazeado con Jengibre

Ingredientes:

10 onzas de filete de salmón

2 cucharadas de salsa soya (Preferiblemente usar el sustito que son los aminoácidos - Raw Coconut Aminos o Bragg Liquid Aminos)

2 cucharaditas de aceite de sésamo

1 cucharada de vinagre de arroz

1 cucharadita de jengibre fresco machacado o molido

2 cucharaditas de ajo fresco machacado o molido

1 cucharada de Red Boat Fish Sauce

1 cucharada de Ketchup libre de azúcar

2 cucharadas de vino blanco

cilantro fresco para servir (opcional)

Procedimiento:

En un envase combine los aminoácidos (salsa soya), el vinagre de arroz, el jengibre, ajo y la salsa Red Boat Fish Sauce.

Coloque el salmón en el envase para marinar en la mezcla. Deje marinar por 15 minutos con el lado de la piel hacia arriba.

Luego caliente en la estufa un sartén a fuego alto y engrase con el aceite de sésamo.

Cuando esté caliente coloque el salmón con el lado de la piel hacia abajo. Deje cocinar hasta estar crujiente ese lado (aproximadamente 3 a 4 minutos). Luego volteé y añada el resto de la salsa en la que se marinó el salmón y deje hervir por espacio de 3 a 4 minutos.

Retire el salmón del sartén y añada el Ketchup y el vino blanco en la salsa que quedó y deje reducir por 4 o 5 minutos.

Sirva la salsa en un envase pequeño y coloque al lado. Pique el cilantro y rocie encima del salmón.

Camarones Empanados con Coco

Ingredientes:

1 libra de camarones pelados y limpios (deje la cola)

2 huevos grandes orgánicos (solo se usarán las claras)

1 taza de hojuelas de coco sin azúcar

2 cucharadas de harina de coco

Salsa Agridulce

½ taza de conserva de albaricoque sin azúcar (Sugar Free Apricot Preserves)

1 ½ cucharada de vinagre de vino de arroz (rice wine vinegar)

1 cucharada de jugo de limón fresco

1 Chile rojo tamaño mediano, picado en pequeños pedazos

¼ cucharadita de hojuelas de pimiento rojo (red pepper flakes)

Procedimiento:

En un envase coloque las claras de huevo y con la batidora mezclar hasta formar una crema suave.

Reuna los ingredientes las claras de huevo, las hojuelas de coco y la harina de coco. Cada uno en un envase diferente.

Moje los camarones en la harina de coco, luego en la claras de huevo y filnalmente en las hojuelas de coco. Coloque los camarones empanados, en un molde o bandeja de hornear pre-engrasada y con papel de aluminio.

Horneé por 15 minutos, luego volteé los camarones y lleve el horno a Broil por 3 a 5 minutos adicionales. Hasta que se dore el empanado.

Mientras se cocinan los camarones, prepare la salsa. En un envase mezcle bien añadiendo la Conserva de albaricoque, el vinagre de vino de arroz, el jugo de limón, el chile rojo y las hojuelas de pimiento rojo.

Retire del horno los camarones y deje enfriar por 2 a 3 minutos y sirva con la salsa al lado.

Pollo Frito con Coco

Ingredientes:

24 muslos de pollo orgánicos

2 huevos grandes orgánicos

1 taza de harina de coco

1 taza de aceite de coco

1 cucharadita de sal rosa

1 cucharadita de ajo en polvo

1 cucharadita de tomillo seco

1 cucharadita de pimentón

Procedimiento:

Precaliente el horno a 400 grados F.

Caliente el aceite de coco en un sartén hasta que esté haciendo burbujas.

Bata los huevos en un recipiente.

Combine todas las hierbas y la harina de coco en un tazón grande y mezcle muy bien.

Sumerja los muslos de pollo en el batido de huevos y luego cubra el pollo con la mezcla de harina y colóquelo en el aceite caliente.

Permita que los muslos se doren por ambos lados.

Coloque los muslos de pollo terminados en una bandeja para horno y hornee durante 10-15 minutos.

Ensalada de Repollo

Ingredientes:

8 onzas de broccoli triturado

2 tazas de zanahorias orgánicas ralladas

1 taza de repollo (col) roja

1 taza de repollo (col) blanca

3 cucharadas de vinagre de manzana

½ taza de perejil cortado

½ cebolla roja en rodajas

½ cucharadita de sal rosa

Procedimiento:

En un tazón grande agregue todos los vegetales cortados.

Deje que se mezclen durante al menos ½ hora antes de servirlo.

Cordero a Fuego Lento

Ingredientes:

2 cucharadas de mantequilla orgánica derretida

2- ½ libras de paletilla de cordero deshuesada, cortado en cubos grandes

2 libras de rabanos medianas peladas y cortadas por la mitad

4 tazas de caldo de res o pollo

¼ de libra de tocino (de pavo o regular)

2 zanahorias medianas, peladas y cortadas en 4 trozos cada una

1 cebolla grande, pelada y cortada en 8 pedazos

2 dientes de ajo, pelados y picados

1 hoja de laurel

1 cucharada de tomillo fresco

2 cucharaditas de sal marina, al gusto

½ cucharadita de pimienta negra recién molida

Pizca de canela (opcional)

Perejil picado para decorar

Procedimiento:

Derrita la mantequilla orgánica en una olla, añada el cordero y cocine a fuego medio/alto hasta que estén bien doradas.

Añada el tocino y cocine por 10 minutos, raspando el fondo para evitar que se pegue.

Añada los ingredientes restantes (excepto el perejil), con suficiente caldo de res para cubrir.

Mezcle bien y raspe el fondo del molde para incorporar los trozos dorados de tocino y cordero.

Cocine a fuego lento tapado durante 45 minutos a una hora.

Retire la tapa y cocine durante 15 minutos.

Sirva adornado con perejil.

Cerdo en Naranja

Ingredientes:

2-1/2 a 3 libras de paletilla de cerdo cortado en varios trozos grandes

1 cucharadita de sal marina

½ cucharadita de pimienta negra

½ cucharadita de salvia

½ taza de jugo de naranja recién exprimida

2 cucharadas de sirope (maple syrup)

1 manzana pelada y picada

Procedimiento:

Sazone la carne de cerdo con la sal, pimienta y salvia.

Coloque la carne en la olla de cocción.

Añada los pedazos de manzana, el jugo de naranja y sirope.

Cocine a fuego lento durante 6 a 8 horas.

Una vez cocido, utilizar 2 tenedores para desmenuzar la carne.

Añada la sal y la pimienta al gusto.

Picadillo de Carne y Plátano

Ingredientes:

1 cucharada de mantequilla orgánica

½ libra de carne de res o cerdo (preferiblemente orgánica, no aditivos)

1 cebolla grande pelada y cortada por la mitad finamente

4 plátanos grandes pelados y rallados

1 diente ajo machacado

½ cucharadita de semillas de comino

½ cucharadita de cilantro fresco

Sal marina al gusto

Pimienta blanca granulada al gusto

Procedimiento:

Caliente la mantequilla orgánica en un sartén a fuego medio.

Luego, añada la carne y la cebolla. Deje cocinar hasta que la carne esté color marrón por alrededor de 10 minutos.

Añada los plátanos rayados.

Añada el ajo, el comino y el cilantro hasta que los plátanos estén suaves. Cocine por 10 minutos.

Sazone con sal marina y pimienta al gusto

Sirva y adorne con hojitas de cilantro.

Pollo con "honey mustard"

Ingredientes:

2 libras muslos de pollo sin piel (con hueso o sin hueso)

2 cucharadas de aceite de coco

3 cucharadas de miel

1 cucharada de mostaza

1 cucharadita de polvo de curry de Madrás

Sal y pimienta al gusto

Procedimiento:

Coloque el pollo en la olla de cocción lenta.

En un tazón pequeño, mezcle el aceite de coco, la miel, la mostaza y el curry en polvo.

Vierta la salsa sobre el pollo y cocine a fuego lento durante 4 a 5 horas.

Sazone con sal y pimienta al gusto.

Carne Curry Cocinada Lentamente

Ingredientes:

2 a 3 libras de guiso de carne (beef stew) o un costillar

2 tazas de leche de coco hecha en casa

3 cucharadas de pasta de curry roja

Procedimiento:

Añada el guiso de carne o el costillar.

Luego añada la leche de coco y la pasta de curry roja en la olla de cocción.

Usar un tenedor para mezcle la pasta de curry.

Cocine a fuego lento durante 6 a 8 horas.

Con un tenedor, separe la carne en pedazos más pequeños.

Con una escurridera, remueva la carne del líquido.

Sirva y decore con cilantro.

Cerdo Rostizado

Ingredientes:

3 a 4 libras de lomo de cerdo asado

16 onzas de chucrut con semillas de alcaravea (comino de prado)

1 cebolla picada

2 manzanas peladas y picadas en tiritas

Sal y pimienta al gusto

Procedimiento:

Sazone el cerdo con la sal y la pimienta.

Coloque el cerdo en una olla.

Luego añada las manzanas, la cebolla, el chucrut y las semillas de alcaravea.

Cocine a fuego lento por 6 a 8 horas.

Sazone con sal y pimienta al gusto

Carne Para Tacos Cocinada Lentamente

Ingredientes:

2 libras de carne molida de res o pavo

3 cucharadas de pasta de tomate

1 cucharada de chile en polvo

1 cucharadita de comino en polvo

1 cucharadita de sal marina

1 cucharadita de pimienta negra

½ cucharadita de cilantro fresco

½ cucharadita de orégano seco

½ cucharadita de ajo en polvo

½ cucharadita de cebolla en polvo

½ cucharadita de pimentón

¼ cucharadita de pimienta roja molida

Procedimiento:

Combine todas las especias en un tazón.

Añada la carne, la pasta de tomate y las especias en la olla.

Utilice una cuchara para mezclar todos los ingredientes y la carne.

Cocine a fuego lento por 4 horas.

Continúe mezclando la carne cada vez más.

Use una escurridera para remover la carne de la olla

Sazone con sal y pimienta al gusto.

Pollo Teriyaki

Ingredientes:

2 libras de muslos sin piel (puede ser con o sin hueso)

½ taza de amino de coco (coconut aminos) o tamari sauce (gluten free)

1 cucharada de miel

1 cucharada de jengibre fresco rallado

2 dientes de ajo picados

Sal y pimienta al gusto

Procedimiento:

Coloque el pollo en una olla.

En un recipiente mezcle el coco, la miel, el jengibre y el ajo.

Vierta la salsa encima del pollo y déjelo cocinar a fuego lento por 4 a 5 horas.

Usar una escurridera para remover el pollo de la olla.

Sazone con sal y pimienta al gusto.

Pechuga de Pavo con Arándanos (Cranberries)

Ingredientes:

4 filetes de pechugas de pavo (se puede sustituir por muslos)

4 cucharadas de sirope (maple syrup)

1 cucharadita de sal marina

¼ cucharadita de canela en polvo

1 cebolla picada

16 onzas de arándanos

Procedimiento:

Coloque el pavo en una olla.

Vierta el sirope encima de la pechuga de pavo.

Rocíe el pavo con la sal marina y la canela en polvo.

Luego, añada los arándanos y la cebolla.

Deje cocinar a fuego lento por 4 horas.

Sazone con sal y pimienta al gusto.

Carnitas Cítricas

Ingredientes:

1 cucharada de comino en polvo

2 cucharaditas de cilantro fresco

1 cucharada de pimentón

1 cucharadita de sal marina

1 cucharadita de cebolla en polvo

½ cucharadita de ajo en polvo

½ cucharadita de pimienta de cayena

½ cucharadita de orégano en polvo

3 libras de lomo de cerdo picado en 4 pedazos grandes

½ taza de jugo de naranja recién exprimido

¼ taza de jugo de lima o limón recién exprimido

Procedimiento:

Combine el comino, el cilantro, la pimentón, la sal, la cebolla en polvo, el ajo en polvo, el orégano y la pimienta de cayena

Sazone el cerdo con la mezcla.

Coloque el lomo de cerdo en una olla.

Añada el jugo de naranja y el de lima.

Cocine durante 6 a 8 horas hasta que el cerdo esté blando.

Costillas Balsámicas

Ingredientes:

4 a 5 libras de costillas

2 cucharaditas de sal de mar (sal marina)

1 cucharadita de pimienta blanca

2/3 taza de vinagre balsámico

1 taza de vino tinto para cocinar

2 cucharadas de pasta de tomate

½ taza de cebolla roja cortada en cubitos

4 dientes de ajo machacados

1 zanahoria picada

1 tallo de celery (apio) picado

Procedimiento:

Sazone las costillas con sal y pimienta.

Colóquelas en una olla de cocción.

Aparte, mezcle el vinagre balsámico, el vino, la pasta de tomate, las cebollas rojas y el ajo. Rocíe la mezcla sobre las costillas.

Añada la zanahoria y el celery.

Cocine a fuego lento durante 6 a 8 horas hasta que la carne esté blanda.

Sazone con sal y pimienta a gusto.

"Sloppy Joes" (mezcla de carne)

Ingredientes:

2 libras de carne molida de res o pavo

1 ajo puerro picado en cuadritos (solo las partes verdes)

1 pimiento verde

4 dientes de ajo machacados

2 cucharadas de miel

2 tazas de tomates

6 cucharadas de pasta de tomate

2 cucharadas de aminos de coco (coconut aminos) o salsa tamari (sin gluten)

1 cucharadita de chile en polvo

½ cucharadita de hojuelas de ají picante

Procedimiento:

Coloque la carne, el pimiento verde y el puerro picada en la olla de cocción.

En un recipiente, combine el ajo, la miel, los tomates, la pasta de tomate, el amino de coco, el chile en polvo y las hojuelas de ají picante.

Vierta la mezcla de tomate encima de la carne y los vegetales en una olla.

Utilice una cuchara para desmenuzar la carne poco a poco.

Cocine a fuego lento por 4 a 6 horas hasta que la carne esté blanda.

Sazone con sal y pimienta a gusto.

Estofado de Carne y Calabaza

Ingredientes:

3 libras de estofado de carne

½ calabaza sin cáscara y picada en cubitos

½ taza de tomates secos mojados en aceite de oliva (sun dried tomatoes)

½ cebolla roja picada

4 dientes de ajo aplastados

2 cucharaditas de sal

1 cucharadita de pimienta

4 tazas de caldo de carne

Procedimiento:

Coloque el estofado de carne, con la calabaza, los tomates, la cebolla, los ajos, la sal y el caldo en una olla de cocción.

Cocine a fuego lento durante 6 a 8 horas hasta que la carne esté blanda.

Sazone con sal y pimienta a gusto.

Barbacoa Maximizada

Ingredientes:

5 chiles chipotles secos

1 taza de tomates

¼ de taza de vinagre de manzana

½ taza de cebolla picada

4 dientes de ajo

2 cucharadas de miel

1 cucharada de sal marina

1 cucharadita de comino en polvo

1 cucharadita de canela

¼ cucharadita de pimienta de Jamaica

1/8 de cucharadita de ajo molido

1 cucharadita de orégano en polvo

2 cucharaditas de salsa de pescado

½ taza de caldo de pollo

3 a 4 libras de lomo de cerdo asado picado en 4 pedazos grandes

2 hojas de laurel

Procedimeinto:

Rehidrate los chiles chipotle cubriéndolos con agua caliente durante 30 minutos.

Combine todos los ingredientes, excepto la hoja de laurel y el lomo de cerdo, en un procesador para hacer la salsa.

Coloque el lomo de cerdo en una olla y añada las hojas de laurel

Derrame la salsa sobre el lomo.

Cocine a fuego lento durante 8 horas hasta que la carne se pueda separar fácilmente.

Remueva la carne de la olla.

Sazone con sal y pimienta a gusto.

Pollo Curry Hindú

Ingredientes:

1 cebolla grande picada

1 coliflor pequeño picado (aproximadamente 4 tazas)

1 zanahoria grande picada

1 batata dulce grande, pelada y picada (batata mameya o camote)

4 dientes de ajo picados

2 cucharaditas de comino

2 cucharaditas de cilantro fresco

½ cucharadita de cúrcuma (Turmeric)

½ cucharadita de pimienta

½ cucharadita de la especia Garam Masala

½ cucharadita de jengibre molido

1 cucharada de pasta de tomate

1-1/2 ibras de muslos de pollo, sin hueso, sin piel, cortadas en trozos de 1.5 pulgadas

1 taza de caldo de pollo

3 tazas de leche de coco

4 onzas de espinacas

Opcionales: cilantro y hojuelas de chile

Procedimiento:

Coloque las cebollas, el coliflor, la zanahoria, la batata dulce y el ajo en una olla de cocción lenta.

En un tazón pequeño, mezcle el comino, el cilantro, la cúrcuma, la cayena, el garam masala y el jengibre.

Mezcle el pollo con la pasta de tomate y la mezcla de especias.

Cuando esté bien cubierta, coloque el pollo en la olla.

Añada el caldo y la leche de coco.

Cocine a fuego lento durante 4 a 6 horas, hasta que el pollo esté bien cocido.

Añada las espinacas en los últimos 10 minutos de cocción.

Cubra con el cilantro y el chile.

Chuletas con Ensalada Verde

Ingredientes:

2-8 onzas chuletas de cerdo

¼ de taza de jugo de naranja

1 cucharadita de cáscara de naranja

jugo de limón fresco (1/2 limón)

1 cucharadita de ralladura de limón

1 a 2 dientes de ajo finamente picados

½ cucharadita de orégano seco

¼ de cucharadita de comino en polvo

Sal marina al gusto

Pimienta negra recién molida al gusto

2 cucharadas de mantequilla orgánica

2 cebollas en rebanadas delgadas

Ensalada:

¼ de taza de aceite de oliva virgen extra

2 cucharadas de jugo de limón fresco

¼ de de taza de cilantro fresco

¼ de cucharadita de sal marina al gusto

Pimienta negra recién molida al gusto

Ensalada mixta

Procedimiento:

Añada el zumo y la ralladura de naranja, el jugo y la ralladura de limón, el ajo, el orégano, el comino, la sal y la pimienta en un plato poco profundo.

Coloque las chuletas de cerdo y mezcle bien.

Cubra y deje marinar en el refrigerador por 30 minutos.

Caliente 1 cucharada de mantequilla en una sartén a fuego medio.

Saque la mayor cantidad de la marinada de las chuletas de cerdo, pero reserve la totalidad de la marinada, que será utilizado durante la cocción.

Seque las chuletas de cerdo con una toalla de papel y deje que se doren durante 2-3 minutos por cada lado.

Transfiéralas a un plato.

Añada la segunda cucharada de mantequilla la sartén y bajar el fuego a medio-bajo.

Añada las rodajas de cebolla a la sartén y cocine por unos 10 minutos, hasta que se hayan ablandado a su gusto.

Mueva cada varios minutos durante la cocción.

Añada toda la marinada a la cacerola y reduzca el fuego.

Aplaste las chuletas de cerdo hacia abajo del sartén.

Asegúrese de que añada los jugos que tienen acumulados.

Tape y cocine hasta que la temperatura de la carne de cerdo sea de 145 grados.

Para más delgadas (de ½ pulgadas de chuletas deshuesadas), déjelas alrededor de 6 minutos.

Para las chuletas con hueso más gruesas (1 pulgada), alrededor de 10 minutos.

En un tazón, mezcle el aceite de oliva, jugo de limón, el cilantro, la sal y la pimienta.

Agregue las hojas y ligeramente mezcle bien; divida entre dos platos de ensalada.

Transfiera cada chuleta de cerdo a un plato y deje reposar por 5 minutos.

Sirva las cebollas sobre las chuletas.

Estofado Húngaro

Ingredientes:

3 libras de carne con grasa cortadas en cubos de 1 ½ pulgadas

3 cucharadas de mantequilla orgánica

3 cebollas amarillas picadas

6 dientes de ajo picados

5 cucharadas de pimentón dulce húngaro

1 ½ cucharaditas de semillas de alcaravea (caraway seeds)

2 cucharadas de pasta de tomate

3 tazas de caldo de hueso de vaca o pollo

1 hoja de laurel

2 pimientos rojos sin tallo, sin semillas y picado

Sal marina y pimienta recién molida

Perejil fresco picado para adornar

Procedimiento:

Caliente 2 cucharadas de mantequilla en una olla grande a fuego medio.

Cuando esté caliente añada la carne y cocine hasta que esté bien dorada durante unos 10 minutos.

Cambie la carne de la olla a un plato y no limpie la olla.

Añada 1 cucharada de mantequilla a la olla.

Cuando la mantequilla orgánica se haya derretido, agregue la cebolla y una pizca de sal.

Cocine las cebollas, mueva hasta que se ablanden (por poco más de 5 minutos), y raspe el fondo del sartén para incorporar los trozos dorados de carne.

Agregue el ajo, el pimentón, el comino, la pasta de tomate y el caldo.

Mezcle bien y continúe despegando pedacitos dorados de la parte inferior de la sartén.

Añada nuevamente la carne en la olla junto con la hoja de laurel.

Ponga a fuego lento y mueva la carne de manera que se cubra con el líquido.

Cocine durante 1 hora y 20 minutos. Añada el pimiento rojo, revuelva y cocine durante 40 minutos adicionales.

Retire la olla del fuego y deje reposar durante 10 minutos.

Deseche la hoja de laurel.

Sazone al gusto con sal y pimienta.

Sirva y adorne con el perejil.

Pollo Morengo

Ingredientes:

2-3 libras de pollo sin pellejo

1 frasco de 16 onzas de salsa marinara

1 cebolla en rodajas

½ taza de vino blanco seco

¼ de libras de champiñones (setas) frescos en rodajas

sal y pimienta al gusto

Procedimiento:

Coloque el pollo en la olla de cocción.

Sazone levemente con sal y pimienta.

Añada las cebollas alrededor del pollo.

Añada el vino blanco y la salsa marinara.

Tape y deje cocinar a fuego lento durante 4 horas.

Agregue los champiñones y luego cocine durante una 1 hora más.

Sal y pimienta al gusto.

Sirva y disfrute

Pollo Rostizado con Ajo

Ingredientes:

2 cucharadas de jugo de limón fresco exprimido

1 cucharada de aceite de aguacate (se puede sustituir por aceite de oliva)

1 cucharada de perejil seco

1 cucharadita de ajo en polvo

1 cucharadita de albahaca seca

½ cucharadita de orégano

½ cucharadita de sal marina

½ cucharadita de pimienta negra

1 pollo entero (3 a 5 libras) asado

1 cebolla picada en cubitos

1 limón en cuatro pedazos

Procedimiento:

En un tazón pequeño, mezcle el jugo de limón, aceite de aguacate, perejil, ajo en polvo, albahaca seca, el orégano, la sal de mar y la pimienta negra.

Frote la mezcla de hierbas en todo el pollo.

Rellene la cavidad del pollo con los pedazos de limón y la cebolla.

Coloque el pollo en la olla de cocción.

Cocine a fuego lento durante 7 horas.

Sirva.

Carne Rostizada con Chocolate

Ingredientes:

3 a 4 libras carne asada

2 cucharadas de semillas de cacao tostado y molido

1 cucharada de sal de mar

1 cucharadita de pimienta negra

1 cucharadita de azúcar de palma de coco

1 cucharadita de ajo en polvo

½ cucharadita de chile en polvo

½ cucharadita de orégano seco

1 cucharada de mantequilla orgánica

1 cebolla en rodajas

1 taza de caldo de carne preferiblemente hecho en casa

Procedimiento:

En un tazón pequeño combine las semillas de cacao, la sal marina, pimienta negra, azúcar de palma de coco, ajo en polvo, chile en polvo y orégano seco.

Frote la mezcla de especias en toda la carne.

Caliente un sartén a fuego medio y agregue la mantequilla.

Dore la carne por cada lado. Aproximadamente 2 minutos por cada lado.

Mueva el asado a la olla de cocción.

Añada la cebolla a la olla de cocción.

Añada el caldo y deje cocinar a fuego lento durante 8 horas.

Sal y la pimienta al gusto.

Sirva.

Sopa Mexicana de Pollo

Ingredientes:

1 cucharadita de cilantro fresco (o más si asi lo desea)

1 cucharadita de comino en polvo

½ cucharadita de chile en polvo

1 cucharadita de sal marina

½ cucharadita de pimienta negra fresca

2 libras de muslos de pollo deshuesados, sin piel, cortados en trozos de 1.5 pulgadas

1 cebolla picada en rodajas gruesas

4 dientes de ajo, picados

2 calabacines medianos picados

1 pimiento picado

2 zanahorias medianas picadas

1 cucharada de pasta de tomate

5 tazas de caldo de pollo preferiblemente hecho en casa

2 tazas de salsa, preferiblemente una sencilla salsa de tomate

2 jalapeños frescos

Cebollines picaditos a gusto

1 -2 Lima o limón

1 Aguacate

Procedimiento:

Combine el cilantro, el comino, el chile en polvo, sal y pimienta.

Mezcle el pollo con las especias.

Cuando el pollo esté bien cubierto muévalo hacia la olla de cocción.

Añada la cebolla, el ajo, el calabacín, el pimiento, la zanahoria, el caldo de pollo y la salsa.

Cocine a fuego lento durante 4 a 6 horas o hasta que el pollo esté bien cocido.

Sal y la pimienta al gusto.

Añada los otros ingredientes a gusto.

Chilli de Pavo

Ingredientes:

2 libras de carne de pavo molida

1 zanahoria grande cortada en cubitos

2 calabacines medianos cortados en cubitos

1 cebolla roja cortada en cubitos

4 dientes de ajo picados

1 pimiento rojo cortado en cubitos

1 pimiento verde cortado en cubitos

1 jalapeño cortado en cubitos

2 tomates cortados en cubitos,

2 cucharadas de pasta de tomate (preferiblemente de un frasco, no una lata)

1 cucharadita de sal de mar

1 cucharadita de pimienta negra

1 cucharadita de comino

1 cucharadita de chile en polvo

½ cucharadita de orégano

1/16 onza de salsa (chipotle con tomatillos para acentuar el sabor)

1 taza de caldo de pollo preferiblemente hecho en casa.

cebollas verdes y aguacate para adornar

Procedimiento:

Agregue el pavo a la olla de cocción.

Añada las zanahorias, calabacines, cebolla roja, ajo, pimientos, jalapeños, tomates, pasta de tomate, sal, pimienta, comino, chile en polvo y orégano.

Use una cuchara de madera para revolver todo.

Asegúrese de que esté bien mezclado y el pavo se rompa.

Añada el frasco de salsa y el caldo de pollo.

Revuelva para mezclar.

Caliente la olla a fuego lento durante 5 a 6 horas hasta que el pavo esté cocido.

Sal y pimienta al gusto.

Sirva.

Pollo con Alcachofas

Ingredientes:

2-3 libras de pollo sin pellejo, sin hueso o con hueso

1/8 de onza de tomates secos envasados en aceite de oliva (sun dried tomatoes in olive oil)

1 frasco de 16 onzas de alcachofas escurridas

1 cucharada de pasta de tomate

sal y pimienta al gusto

Procedimiento:

Coloque el pollo en la olla de cocción.

Añada los tomates secos, la pasta de tomate y las alcachofas.

Tape y deje cocinar a fuego lento durante 4 a 5 horas.

Sal y pimienta al gusto.

Sirva.

Solomillo de Res a la Barbacoa

Ingredientes:

1 cebolla en rodajas

3-4 libras de bistec de carne

sal y pimienta a gusto

Salsa de barbacoa (BBQ Sauce)

8 onzas de pasta de tomate

3 cucharadas de vinagre de sidra de manzana

2 cucharadas de miel

½ cucharadita de pimienta en polvo

½ cucharadita de pimiento rojo molido

2 cucharaditas de sal marina

1 cucharadita de mostaza en polvo

1 cucharadita de pimentón

1 cucharadita de cebolla en polvo

3 dientes de ajo machacado

2 cucharadas de extracto de coco

1 cucharadita de salsa sazonadora "Liquid Smoke" (omitir si no dispoible)

Procedimiento:

Coloque la cebolla en el fondo de la olla de cocción.

Sal y pimienta levemente a la carne.

Coloque la carne encima de la cebolla.

En un recipiente aparte mezcle la pasta de tomate, el vinagre de sidra de manzana, la miel, la pimienta, el pimiento rojo, la sal de mar, la mostaza en polvo, el pimentón, la cebolla en polvo, el ajo, el extracto de coco y la salsa sazonadora.

Vierta la salsa de barbacoa sobre la carne.

Cocine a fuego lento durante 8 a 10 horas, hasta que la carne esté tierna.

Sazone con sal y pimienta al gusto.

Sirva.

Chorizo con Batata

Ingredientes:

4 camotes o batatas peladas y picados

1 cucharada de mantequilla orgánica

1 cebolla blanca cortada en cubitos

4 dientes de ajo picados

1 libra de chorizo mexicano (o alguna otra variedad), sin cubierta

1 cucharadita de sal marina

1 cucharadita de pimienta

cilantro para adornar

Procedimiento:

Coloque la batata en olla de cocción.

Caliente la mantequilla en un sartén mediano.

Sofría la cebolla hasta que esté un poco transparente o caramelizada.

Añada el ajo y salteé.

Añada el chorizo, sal, pimienta y deje dorar la carne.

Añada los ingredientes salteados a la olla de cocción.

Cocine a fuego lento durante 6 a 8 horas o cocine a fuego alto durante 3 a 4 horas.

Una vez cocido, muévalos a un plato y haga el puré con un tenedor.

Sirva y decore con cilantro.

Bisonte de Bruce

Ingredientes:

5 cucharadas de mantequilla "ghee" o aceite de coco

2 tazas de cebolla picada

2 zanahorias cortadas en dados pequeños

2 dientes de ajo picados

1 cucharada de jengibre fresco picado

2 cucharaditas de sal marina gruesa

1 cucharadita de pimienta negra recién molida

3 libras de bisonte, cortadas en trozos de 1 ½ a 2 pulgadas de espesor

2 cucharaditas de cilantro molido

1 cucharadita de comino molido

½ cucharadita de cúrcuma (Turmeric)

½ cucharadita de hojuelas de pimiento rojo

1 ½ tazas de caldo de carne preferiblemente hecho en casa.

1 lata (14 onzas) de leche de coco sin azúcar

1 palito de canela

3 vainas de cardamomo ligeramente aplastados

2 hojas de laurel

cilantro fresco picado para adornar

Procedimiento:

Precaliente el horno a 325 ° F.

En un molde para hornear o una olla, derrita la mitad de la mantequilla o aceite de coco a fuego medio-alto.

Añada los vegetales, el ajo y el jengibre.

Baje a fuego-medio y cocine por unos 10 minutos, revolviendo ocasionalmente.

Retire los vegetales y colóquelas en un recipiente.

Sazone la carne con sal y pimienta.

Añada la mantequilla o aceite de coco restante al sartén.

A fuego medio-alto, deje dorar la carne hasta que todos los lados estén bien dorados alrededor de unos 5-10 minutos.

Retire la carne y póngala en un plato.

Reduzca el fuego y agregue el cilantro, el comino, la cúrcuma y el pimiento rojo, revolviendo para liberar los aceites y aromas, mientras que se "tuestan".

Añada la mitad del caldo de carne y raspe los trozos dorados en el fondo de la cacerola. Añada el resto del caldo de carne de vaca y la leche de coco dejándolos hervir.

Coloque el palito de canela, el cardamomo y hojas de laurel en una bolsa (bolsa de hierba; filtro) y añada la bolsa de especias al líquido.

Devuelva la carne y los vegetales al sartén, incluyendo los jugos.

Cubra, lleve a ebullición y coloque en el horno precalentado.

Cocine durante 2 ½ a 3 ½ horas hasta que la carne esté tierna y se pueda sacar el hueso.

Una vez finalizada la cocción, saque los pedazos a un plato y cubra con papel de aluminio para conservar el calor.

Baje la salsa a fuego medio y deje espesar ligeramente.

Retire la bolsa de especias y ajuste la sal y pimienta si es necesario.

Sirva la carne sobre el arroz de coliflor (receta en este libro)

Adorne con cilantro.

Chilli de Bisonte o Búfalo

Ingredientes:

2-3 rebanadas de tocineta (de pavo o regular) sin cocinar picadas, ó de 2 a 4 onzas de panceta picada finamente (tocino italiano)

1 cebolla picada

4 dientes de ajos picados en trozos grandes

2 libras de bisonte o búfalo (cualquier ganado orgánico puede utilizarse)

2 cucharadas de chile en polvo

1 cucharadita de orégano seco ó 1 cucharada de orégano fresco picado

1 cucharadita de pimentón

1 ½ a 2 tazas de agua (o caldo de carne)

3-4 tomates de tamaño mediano, sin semillas y cortados en cubitos

1 cucharada de cacao en polvo sin azúcar

1 cucharada de vinagre de sidra de manzana

1-2 zanahorias peladas cortadas en cubitos de ½ pulgadas o más pequeños (opcional)

aguacate finamente picado, cilantro picado, el queso rallado, crema agria o crema de leche

Procedimiento:

En una olla grande, a fuego medio-bajo, cocine la tocineta o la panceta unos minutos hasta que esté ligeramente tostado y esté perdiendo su grasa.

Añada la cebolla picada al sartén.

Cuando la cebolla esté semi-transparente, agregue el ajo y revuelva.

Cocine por unos minutos más.

Añada la carne molida al sartén y cocine a fuego medio-bajo hasta que se dore en todas partes y no haya restos de color rosa.

Si la grasa parece insuficiente, añada un poco de grasa de tocino, mantequilla orgánica o aceite de oliva para mantener la carne separada del sartén.

Recoja un poco de grasa en una cuchara grande y retírela.

Sirva.

Chorizo con Repollo

Ingredientes:

1 anillo de chorizo ahumado cortado en rebanadas de ¾ pulgadas

1 repollo cortado en rodajas finas

1 o 2 cucharadas de agua

2 cucharadas de grasa de tocineta, aceite de oliva o mantequilla

Procedimiento:

Precaliente el horno a 350 ° F.

Engrase la parte inferior de un molde.

Añada el repollo y el agua.

Coloque la salchicha encima del repollo.

Cubra con una tapa o papel de aluminio y colóquelo en el horno durante aproximadamente 40 minutos.

Retire la cubierta en los últimos 10 minutos para que se doren un poco en la parte superior.

Sirva.

Cordero con Hierbas y Ajo

Ingredientes:

2 ½ a 3 libras de cordero deshuesado (retirado de la nevera al menos media hora antes de cocinar)

3 cucharadas de aceite de oliva

3 dientes de ajo (o más)

Cáscara de 1 limón

1 cucharada de romero fresco, más o menos 10 ramitas

1 cucharada de tomillo fresco, más o menos 10 ramitas

4 hojas de laurel

½ taza de caldo de pollo o carne, preferiblemente hecho en casa

1 libra de champiñones (setas)

Procedimiento:

Precaliente el horno a 350 ° F.

En un procesador de alimentos o licuadora, mezcle el aceite de oliva con el ajo, la ralladura de limón, una cucharada de romero y una cucharada de tomillo.

Haga pequeños cortes en la parte superior del cordero y frote todo el cordero con la mezcla de hierbas para adobarlo.

Caliente el sartén grande y dore el cordero por todos los lados (3-6 minutos por lado). Retire el cordero y añada el caldo, raspando los residuos dorados del sartén.

En una cazuela, coloque las ramitas de romero, el tomillo y las hojas de laurel y encima colocar el cordero.

Rodee con los champiñones enteros (otras verduras de su elección se pueden añadir también) y añada el caldo.

Dejar asar por aproximadamente 45 minutos o hasta que la temperatura del cordero esté entre 125-135 grados ° F.

Retire del horno, cubra con papel de aluminio y deje reposar de 10-20 minutos.

Corte en rodajas finas antes de servir.

Curry de Coco

Ingredientes:

4 cubos de pollo o pato, sin piel y con huesos (se puede sustituir con conejo)

2 cucharadas de aceite de coco

1 cucharadita de semillas de mostaza

1 cebolla mediana finamente picada

3 dientes de ajo machacados

de 1 a 2 pulgadas de la raíz de jengibre rallado

1 chile verde, sin semillas, finamente picado (opcional)

1 cucharadita de comino molido

1 cucharada de cilantro molido

1 cucharadita de cúrcuma molida (Turmeric)

pimienta de cayena o salsa picante al gusto

1 cucharada de vinagre de vino blanco

1 ¼ taza de leche de coco

1 coliflor cortada en floretes de 2 pulgadas

ingredientes adicionales: cilantro picado y tostado coco rallado sin azúcar

Procedimiento:

Caliente el aceite en un sartén grande o una cazuela.

Añada los trozos de pollo o pato y cocine a fuego medio-alto por 8 a 10 minutos, dándoles vuelta una vez o dos veces.

Retire las piezas de carne del sartén a un plato grande.

Si hay exceso de grasa, la puede colar y ahorrar para otros usos.

Añada las semillas de mostaza y cocine por aproximadamente 1 minuto, hasta que comienzan saltar.

Añada la cebolla al sartén mientras cocine, raspando los pedacitos quemados, hasta que esté suave y dorada.

Mezcle el ajo, la raíz de jengibre, el chile verde y las especias molidas, cocine unos 2 minutos.

Agregue el vinagre y regrese los trozos de carne a la cacerola.

Mezcle para recubrir las piezas por todas partes con la mezcla picante.

Vierta la leche de coco y lleve a ebullición lenta.

Tape y reduzca el fuego y cocine a fuego lento por unos 40 minutos o hasta que la carne esté tierna.

Añada el coliflor en los últimos 10 minutos de cocción y deje cocinar hasta que estén tiernos o blandos.

Ensaldad de Brocoli y Tocineta

Ingredientes:

1 taza de mayonesa veganaise o hecha en casa

2-3 cucharadas de miel, sirope o azúcar

1-3 cucharadas de vinagre de sidra de manzana no filtrado

10 rebanadas de tocino (de pavo o regular) cocido, cortado o desmenuzado en trozos pequeños

2 libras de brócoli fresco (alrededor de 2-3 floretes)

1 taza de nueces (o almendras), picadas en trozos grandes

½ taza de pasas de uva, surtidos de fruta secas ó 1 taza de frutas frescas: uvas, cerezas, arándanos o manzanas picadas (opcional)

Procedimiento:

Combine la mayonesa y la miel o el sirope en un recipiente grande y mezcle bien (ajuste el sabor agridulce con vinagre de sidra).

Añada el tocino, el brócoli, las nueces y los frutos secos.

El sabor es mejor si se deja marinar en el refrigerador por lo menos por un par de horas.

Ensalada de Pollo y Melocotones

Ingredientes:

1 melocotón maduro o nectarina, lavado, sin semillas y picado (no es necesario pelarlo)

1 ½ tazas de pechuga de pollo cocida cortada en cubitos

½ taza de apio (celery) finamente picado

Un puñado de almendras picadas

Adereso:

3 cucharadas de mayonesa veganaise o hecha en casa

½ cucharadita de vinagre de sidra de manzana sin filtrar (preferentemente crudo)

2 cucharadas de jugo de naranja recién exprimido

2 cucharadas de perejil fresco picado (o 2 cucharadas de perejil seco)

¼ a ½ cucharadita de curry en polvo

1/8 de cucharadita de clavo molido

ingredientes adicionales: hojas enteras de lechuga y mantequilla fresca

Procedimiento:

Mezcle el melocotón, el pollo, el apio y las almendras juntos.

Bata los ingredientes del aderezo y vierta sobre la mezcla de pollo.

Mezcle suavemente para cubrir.

Sirva de inmediato encima de las hojas de lechuga o deje enfriar en la nevera antes de servir.

Ceviche

Ingredientes:

1/3 de libra de rodaballo (halibut) del Pacífico

1/3 de libra pez de rabo amarillo ("Yellowtail Snapper")

1/3 de libra cóctel de camarones

½ taza de jugo de lima (aproximadamente 4-5 limas)

½ taza de jugo de limón (aproximadamente 4-5 limones)

1 aguacate cortado en trozos pequeños

1 pimiento rojo finamente picado

½ cebolla roja finamente picada

½ taza de cilantro fresco picado finamente

1 jalapeño, cortado en trozos pequeños (Recuerde las semillas y la membrana interna son las partes más picantes. Descartarlos si no desea la comida demasiado picante.)

Procedimiento:

Corte el pescado en cuadrados de ½ pulgada y elimine toda la piel y las espinas.

Sale un poco el pescado.

Ponga a hervir algunas tazas de agua con un poco de sal.

Agregue los camarones pelados y limpios durante 1 minuto.

Coloque los camarones en un recipiente con hielo y agua para enfriar y parar la cocción.

Corte los camarones en trozos de ½ pulgada. Combine los peces y camarones con los jugos de lima y limón.

Cubra y póngalos a refrigerar durante dos horas.

Si desea que los camarones estén más cocidos, haga un marinado y échelos para que con eso se terminen de cocinar.

Cuando el marisco haya terminado de marinarse, escurra y descarte el jugo de lima y limón.

Combine los productos del mar con el resto de los ingredientes.

Añada sal al gusto.

Berenjena a la Caponata

Ingredientes:

4 cucharadas de mantequilla orgánica

1 berenjena grande o 2 pequeñas cortadas en cubos de una pulgada (no es necesario pelarlas)

¼ de taza de panceta finamente picada (Tocino italiano) ó 2-3 rebanadas regulares de tocino (o de pavo) regular cortadas en trozos (opcional)

1 cebolla roja o amarilla finamente picada

1 tomate finamente picado (sin semillas)

1 taza de aceitunas verdes sin semillas y picadas en rodajas

3 cucharadas de alcaparras

1 taza de apio (celery) en rodajas finas

1/3 de taza de vinagre de vino tinto (o una mezcla de vinagre y vino tinto seco)

2 cucharaditas de miel

aceite de oliva virgen extra (o aceite de trufa blanca)

Procedimiento:

Caliente el horno o la parrilla a 500 ° F.

Caliente 3 cucharadas de mantequilla.

Coloque la berenjena en un sartén.

Espolvoree unas cuantas cucharaditas de sal gruesa y mezcle bien para difundir sobre la berenjena.

Ponga a asar por 20- 25 minutos, dándo vueltas a las berenjenas un par de veces.

Retire del sartén y resérvela.

Añada la panceta o tocino a fuego medio-bajo.

Agregue la cebolla y cocine durante unos 10 minutos, baje el calor si es necesario para evitar que se quemen.

Añada los tomates, las aceitunas y las alcaparras y lleve a fuego lento.

Reduzca el fuego y cocine a fuego lento por unos 15 minutos, mientras está tapada.

Añada la berenjena y el apio y cocine durante 8-10 minutos.

Retire la cubierta, aumente el calor y añada el vinagre y la miel.

Cocine por unos minutos más hasta que el exceso de humedad se haya evaporado.

Pruebe y agregue sal y pimienta si desea.

Sirva caliente, frío, o a temperatura ambiente.

Rocíe con un poco de aceite de oliva virgen o trufa blanca.

*Excelente con salchichas italianas a la parrilla, pollo asado o pescado.

Pastelito de Camarones con Espinaca y Aderezo de Almendras

Ingredientes:

Tortas de camarón:

1 libra de camarones crudos, sin cáscara, limpios y cortados en pedazos

¼ de taza de leche de coco

2 cucharadas de cilantro fresco picado

1 cucharadita de jalapeño picado o pimienta tailandesa

Aceite de coco

Ensalada:

4 onzas de hojas de espinaca fresca (aproximadamente 2 puñados grandes)

1 taza de repollo púrpura

2 zanahorias ralladas

1 pepino cortado en trozos pequeños

Aderezo de coco y almendra

Procedimiento:

En un procesador de alimentos mezcle el camarón, leche de coco, cilantro y el jalapeño.

Mezcle de 10-15 veces hasta que los ingredientes se combinan, pero verifique que la textura todavía esté un poco gruesa.

Caliente varias cucharadas de aceite en una sartén a fuego medio.

Para las tortas de camarón, use una cuachara para soltar la masa de camarones en el sartén.

Esto se hará de 16-18 pequeñas tortitas.

Cocine cada lado por 2-3 minutos, hasta que estén bien doraditos.

Saque las tortas de camarón a un lado.

Mezcle los ingredientes de la ensalada en un tazón y combine con el aderezo de almendra y coco.

Sirva.

Berenjena Rellena

Ingredientes:

1 berenjena

Sal gruesa (para sazonar la berenjena)

2 cucharadas de mantequilla orgánica

1 cebolla mediana cortada por la mitad

2 dientes de ajo picados

2 tomates picados con semillas

¼ de cucharadita de sal marina

Pimienta negra molida al gusto

1 pizca de canela (opcional)

Jugo de ½ limón fresco

2 cucharadas de aceite de oliva extra virgen

2 cucharadas de perejil fresco y picado para adornar

Procedimiento:

Corte la berenjena por la mitad adóbela con sal y colóquela en un colador con el corte hacia abajo por 30 minutos.

Precaliente el horno a 350° grados F.

Retire con agua la sal y seque las mitades de la berenjena.

Hunte 1 cucharada de mantequilla en el lado del corte y coclóquelas en un molde para hornear.

Hornee por 20 minutos o hasta que se pueda remover la pulpa con una cuchara.

Mientras tanto en un sartén, añada el resto de la mantequilla y la cebolla y cocine a fuego medio hasta que la cebolla esté suave pero no caramelizada.

Añada el ajo, los tomates, la sal, la pimienta y la canela; continúe cocinando por 10 minutos.

Apague el fuego y remueva la pulpa de la berenjena sin romper la cascara.

Échela en el sartén con la mezcla de tomate y añada el aceite de oliva.

Rellene las cáscaras con la mezcla y exprima el limón.

Adorne con perejil.

Emparedado de Ensalada de Pollo Pesto

Ingredientes:

Para el pesto (1/2 taza):

3 cucharadas de piñones (pine nuts)

1 taza de hojas albahaca fresca

¼ taza de aceite de oliva

1 pizca de sal marina

Para el Emparedado:

2 pechugas de pollo de 6 onzas

1 cucharada de sal marina

6 cucharadas de mantequilla orgánica

6 tapas de setas Portobello

2 tallos de apio (celery) picados

1 cebolla roja picada

¼ de taza de mayonesa Paleo (* ver receta en sección de sopas, aderezos, dips, ect…)

-Ruedas de tomate, lechuga romana o cualquier otro ingrediente para emparedado.

Procedimiento:

Para la salsa pesto, combine los piñones y la albahaca en un procesador de alimentos.

Mientras se estén licuando eche un poco de aceite de oliva hasta que la mezcla esté suave.

Para el emparedado, hierva las pechugas de pollo por 15 minutos, en una olla con 1 cucharada de sal y suficiente agua para cubrirlas.

Luego, tranfiera las pechugas a un plato, deje enfriar y secar.

Cuando estén frias desmenúcelas y déjelas aparte.

Para las tapas de setas, caliente el sartén a fuego medio con una cucharada de mantequilla orgánica por tapa para que doren bien.

Cocine por 5 minutos cada lado. Remuévalas del sartén y seque el exceso de grasa de cada lado.

Para hacer la ensalada de pollo y pesto, coloque en un recipiente el apio, el chalote, ½ taza de pesto y ¼ de taza de mayonesa.

Añada el pollo desmenuzado y mezcle.

Para montar el emparedado, coloque las tapas de setas con el tope hacia abajo.

Ponga un poco de la ensalada de pollo y pesto en las tapas.

Añada la lechuga y el tomate y cualquier otro vegetal.

Presione las tapas y sirva.

Ensalada César con Pollo y Ajo

Ingredientes:

Para el pollo:

2 filetes de pollo de 6 onzas deshuesados y sin piel

4 dientes de ajo pelados y machacados

1 cucharadita de sal marina

1 cucharada de orégano seco

Para la ensada César:

2 yemas de huevo (preferiblemente orgánicos)

2 cucharadas de jugo de limón

1 cucharada de mostaza Dijon

1 cucharada de filetes de anchoa picados

½ taza de aceite de oliva extra virgen

3 dientes de ajo machacados

sal marina y pimienta negra recién molida, al gusto

Lechuga romana, lavada y cortada

Ralladura de 1 limón

Procedimiento:

Coloque el pollo, el ajo, la sal y orégano en una olla. Llene con suficiente agua para cubrir el pollo.

A fuego alto, deje que el agua hierva. Luego reduzca a fuego lento, tape y cocine durante unos 15 minutos.

Retire el pollo, deje enfriar y rebane a lo largo.

Coloque la lechuga romana en un tazón.

Ponga las yemas de huevo, el jugo de limón, la mostaza y las anchoas picadas en un envase y mezcle.

Usando el mismo proceso de emulsificación que se utiliza para hacer la mayonesa, añada poco a poco el aceite de oliva, mientras lo bate constantemente.

Agregue el aceite poco a poco y siga batiendo por un largo tiempo hasta que la consistencia se vuelve más gruesa como la de la mayonesa. (Use más aceite de oliva si es necesario).

Mezcle el ajo y bata más para combinar.

Condimente con sal y pimienta.

Vierta el aderezo en la lechuga romana, añada la ralladura de limón y mezcle.

Monte las rebanadas de pollo encima y sirva.

Rodaballo Empanado (Halibut)

Ingredientes:

1 cucharada de mantequilla orgánica

Sal marina, al gusto

Pimienta blanca, al gusto.

2 filetes de rodaballo (halibut) de 8 onzas

1 taza de mayonesa Paleo (* ver receta en sección de sopas, aderezos, dips, ect…)

1 ½ tazas de avellanas, muy finamente picadas o molidas

jugo de 1 limón

cebollines frescos y picados para decorar

1 pepino grande picado en rodajas finas

Procedimiento:

Precaliente el horno a 375 grados F.

Engrase con la mantequilla orgánica un molde de vidrio para hornear.

Condimente con la sal y pimienta los filetes y cubra completamente con mayonesa.

Empane los filetes con las avellanas y coloque en una fuente o molde para hornear.

Deje hornear durante 15 minutos o hasta que se desmenuce fácilmente con un tenedor.

Vigile mientras se hornea, pues las avellanas pueden quemarse fácilmente. Si es necesario, baje la temperature a 350 grados F.

Retire los filetes, exprima el jugo de limón sobre ellos, y adorne con cebollines.

Coloque el pepino cortado en el lado.

Pollo Asado

Ingredientes:

1 pollo grande para asar (al menos 4 libras)

Para el relleno:

2 cebollas amarillas cortadas en cubos

2 zanahorias medianas peladas y picadas en trozos pequeños

2 tallos de apio (celery) con hojas picados

1 manojo pequeño de perejil fresco

3 ramitas de tomillo fresco

2 hojas de laurel frescas (3 si se utiliza seca)

2 clavos (opcional)

½ cucharadita de pimienta negra recién molida

3 cucharadas de mantequilla orgánica, derretida

Procedimiento:

Para el el pollo asado, precaliente el horno a 350 grados F.

Frote el interior (cavidad) del pollo con 1 ½ cucharaditas de sal.

Mezcle todos los ingredientes y rellene el pollo.

Coloque en una asadera, vierta la mantequilla orgánica derretida, espolvoree con 1 cucharadita de sal y deje hornear por 20 minutos.

Retire del horno, cubra la parte superior del pollo con papel de aluminio y vuélvalo al horno.

Ase por 20 minutos, más 15 minutos adicionales para el relleno.

La temperatura del relleno del pollo debe ser de 165 grados F, en su parte más gruesa.

Retire el pollo del horno y saque el relleno.

El pollo se puede utilizar para ensaladas, sopas, etc.

Para el caldo, añada 1 taza de agua a una olla y caliente para diluir los jugos y mientras se raspa el fondo.

Mezcle esto con todo el relleno y los huesos en una olla y vierta agua suficiente para cubrir y cocinar a fuego lento durante 45 minutos.

Sal a gusto y cuele.

Ensalda de Celery e Hinojo

Ingredientes:

1 bulbo de hinojo (fennel)

6 tallos de apio (celery) cortados en ángulo

½ taza de perejil fresco picado

¼ de taza de aceite de oliva

2 cucharadas de jugo de limón recién exprimido

Sal marina y pimienta recién molida, al gusto

Procedimiento:

Remueva el centro del hinojo, corte el hinojo en cuatro cubos y rebane muy finamente.

Mezcle el hinojo, el apio, y el perejil en un tazón.

Bata el aceite de oliva, el jugo limón, la sal y la pimienta para el aderezo y mezcle con la mezcla de hinojo y apio.

Si desea experimentar con la textura, trate de rociar con una pizca de semillas de hinojo y/o semillas de apio antes de servir.

Calabaza con Hierbas

Ingredientes:

1 calabaza mediana/grande pelada, sin semillas y cortada en cubos (alrededor de 6 tazas)

¼ de taza de mantequilla orgánica

2 dientes de ajo pelados enteros

Sal marina al gusto

½ taza de hierbas frescas de elección, como el romero o tomillo (o 2 cucharadas si es seco)

Procedimiento:

Precaliente el horno a 350 grados F.

Mezcle la calabaza y los dientes de ajo pelados con la mantequilla y colóquelos uniformemente en una bandeja ligeramente engrasada.

Ase durante 30 minutos, revolviendo a mitad del tiempo.

Retire del horno y añada la sal y las hierbas mezclando suavemente.

Regrese la bandeja al horno y deje cocinar durante otros 10-15 minutos adicionales, hasta que la calabaza esté cocida y el ajo tostado.

Mezcle, sirva y disfrute.

Batatas Asadas

Ingredientes:

3 batatas medianas lavadas (peladas opcional)

3 cucharadas de aceite de coco o alguna grasa animal

1 ½ cucharaditas de pimentón (paprika)

1 ½ cucharaditas de comino molido

¼ de cucharadita de pimienta de cayena (esto es si quiere batatas picantes)

1 cucharada de sal marina

Procedimiento:

Precaliente el horno a 425 grados F.

Corte las batatas dulces por la mitad.

Esa mitad píquela nuevamente por la mitad; a lo largo. Deben ser de tamaño uniforme, para hornear.

Añada las batatas, el aceite y especias a un tazón y mezcle hasta que las batatas están cubiertas uniformemente.

Transfiéralas a un molde levemente engrasado.

Horneé durante 30 minutos.

Después de los primeros 15 minutos, dele vuelta a los trozos y continúe la cocción.

Cuando haya terminado, sale al gusto.

Caserola de Transylvania

Ingredientes:

6 onzas de tocino (de pavo o regular), cortado transversalmente en trozos de 1 pulgada

1 cebolla grande cortada en rodajas o en trozos

3 dientes de ajo picado en trozos grandes

1 repollo verde pequeño (o la mitad si es grande) sin corazón, cortado en trozos

1 cucharada de pimentón

½ cucharadita de pimienta negra recién molida

1 lata (28 onzas) de tomates finamente picados o 3 tomates frescos sin semillas y cortado en cubitos

3 tazas de caldo de pollo preferiblemente hecho en casa

1 palito de canela o 1 cucharadita de canela molida

½ de taza de pasas blancas

2 hojas de laurel

1 libra de salchicha polaca cortada en rodajas finas

Puñado de perejil fresco picado

Opcional: nata, crema agria o yogurt de leche

Procedimiento:

En una olla, cocine tocino o panceta a fuego medio hasta que el tocino comienza a tostarse.

Añada la cebolla y el ajo, salteé hasta que las cebollas se vayan suavisando. Reduzca el fuego si es necesario para evitar que se queme el ajo.

Añada el repollo, el pimentón y la pimienta negra y revuelva para mezclar.

Cocine durante aproximadamente 5 minutos, revolviendo varias veces.

Añada los tomates, el caldo, la canela, las pasas y las hojas de laurel.

Eleve el fuego a medio-alto, agite y lleve a ebullición.

Reduzca el fuego, tape y cocine a fuego lento por unos 45 minutos.

Añada la salchicha "kielbasa" en rodajas.

Agregue el perejil picado.

Sírva y decore con perejil picado y una cucharada de crema de leche, crema agria o yogurt natural leche entera (opcional).

Paté de Higado

Ingredientes:

1 libra hígado de ternera o de pollo picado

½ cebolla picada finamente

2 zanahorias grandes picadas

½ barra de mantequilla

1 a 4 pulgadas de hojitas de romero (removidas de la ramita)

3 ramitas de tomillo fresco hojas retirados de los tallos

3 huevos orgánicos

Procedimiento:

Salteé la cebolla y la zanahoria con una cucharada de mantequilla hasta que las cebollas estén doradas y las zanahorias estén blandas.

Añada el hígado, las hierbas picadas y el resto de la mantequilla y cocine hasta que el hígado esté completamente cocido.

Rompa los huevos en el sartén y revuelva hasta que estén cocidos.

Agregue sal.

Ponga todo en un procesador de alimentos o licuadora hasta que quede suave, con cosistencia de puré.

Sirva con palitos de vegetales.

Hígado Cortado

Ingredientes:

De 3 a 6 cucharadas de mantequilla orgánica o aceite de oliva

1 cebolla finamente picada

1 libra de hígado de pollo

4 huevos hervidos finamente picados

Sal y pimienta al gusto

Procedimiento:

Salteé la cebolla con varias cucharadas de mantequilla orgánica o aceite hasta que estén suaves (pero no sobre cocidas).

Añada la libra de hígado.

Voltee los hígados una o dos veces hasta que estén bien cocidos pero con un poco de color rosa en el centro.

Deje que la cebolla y el hígado estén cocidos.

Corte el hígado en trozos pequeños con un cuchillo y transfiéralos a un recipiente para añadir el huevo picado.

Haga puré la mezcla con un tenedor.

Si la textura parece estar seca, añada un poco de aceite.

Machaque hasta que alcance la consistencia deseada.

Mollejas a la Parrilla

Ingredientes:

1 ½ libras de mollejas de pollo

3 cuartos de galón de agua

½ taza de vinagre de sidra de manzana

1 cucharada de sal

2 cucharadas de aceite de oliva

Procedimiento:

Enjuague bien las mollejas, luego colóquelas en una olla grande con agua, vinagre y sal.

Lleve a ebullición a fuego alto, baje el fuego y cocine a fuego lento por 10 minutos.

Escurra las mollejas en un colador, transfiéralas a un recipiente con hielo y agua fría para parar la cocción.

Seque suavemente y separe en piezas de 2-3 pulgadas de largo.

En un envase, cubra las mollejas con aceite y luego insértele un palo de pincho.

Sazone ligeramente con sal y pimienta.

Para más sabor, puede espolvorear con las hierbas frescas antes de asar a la parrilla o unte un poco de mostaza.

Ase las mollejas en la parrilla a fuego medio-alto hasta que estén doradas y cocidas por el centro (cerca de cinco minutos por cada lado).

Pollo Marroquí

Ingredientes:

2 cucharadas de aceite de oliva

1 cebolla, finamente picada

3 dientes de ajo finamente picado

1 cucharada de jengibre finamente picado

½ cucharadita de cúrcuma (turmeric)

½ cucharadita de canela en polvo

1 ½ cucharaditas de pimentón

½ cucharadita de cilantro fresco

½ cucharadita de comino en polvo

¼ de cucharadita de pimienta de cayena (opcional)

4 muslos de pollo

1 lata de 14.5 onzas de tomates troceados en su jugo

2 tazas de agua

½ taza de cilantro fresco, finamente picado

1 limón, en rodajas finas

2 tazas de frijoles verdes cortados por la mitad

¼ de taza de hojas de menta

El jugo de 1 limón

Procedimiento:

Sofría la cebolla, el ajo y el jengibre en el aceite hasta que estén suaves y ligeramente doradas.

Añada las especias y salteé por un minuto más.

Añada el pollo, los tomates, el agua, el cilantro y limón en rodajas.

Hierva con la tapa durante 30 minutos.

Añada los frijoles verdes, la menta y el jugo de limón.

Cocine a fuego lento unos minutos más hasta que los frijoles verdes estén hechos.

Pechuga de Pavo Asada

Ingredientes:

4-5 libras de pechuga de pavo con hueso

3 cucharadas de mantequilla sin sal

1 cucharada de salvia fresca picada finamente

1 cucharada de tomillo fresco o 1 cucharadita si es seco

¼ de taza de perejil fresco finamente picado

¼ de cucharadita de pimienta

1 cucharadita de sal

1 diente de ajo finamente picado

1 taza de caldo de pollo o caldo de pavo

Procedimiento:

Precaliente el horno a 425 ° grados F.

Derrita la mantequilla con las hierbas, sal y pimienta.

Retire del fuego y añada el ajo.

Eche la mezcla suavemente sobre el pavo y levante un poco la piel para rociarla con un poco de mantequilla.

Ase el pavo al descubierto en un molde, durante 45 minutos.

A continuación, añada el caldo al sartén y continúe cocinando hasta que la temperatura del pavo alcance 165-170°, aproximadamente otros 45 minutos.

Si la piel del pavo comienza a tonarse demasiado oscura, cúbralo con papel de aluminio.

Retire el pavo del horno y vierta el líquido en un sartén.

Hierva el líquido a fuego lento durante varios minutos para que éste se reduzca ligeramente.

Corte el pavo y rocíe el líquido del pavo en la parte superior.

Sirva caliente o a temperatura ambiente.

Mejillones al Vapor

Ingredientes:

3 cucharadas de mantequilla

1 libra de mejillones limpios

1 tallo de hinojo (fennel) pequeño, finamente rebanado

1 cebolla finamente picada

2 dientes de ajo, finamente picados

¾ de taza de vino blanco seco

1 cucharada de perejil fresco, finamente picado

Una pizca de pimienta roja

Sal al gusto

Procediemiento:

Derrita la mantequilla en una olla profunda.

Salteé el hinojo durante varios minutos hasta que comience a ablandarse.

Añada la cebolla, el ajo y cocine unos minutos más.

Añada líquido (vino o caldo) y lleve a ebullición.

Añada los mejillones y tápelos.

Deje cocinar hasta que los mejillones se abran, por 3-5 minutos.

Sal al gusto.

Ostras Fritas

Ingredientes:

6 ostras en la concha

½ taza de harina de coco

1 huevo

¼ cucharadita de pimienta negra

¼ de cucharadita de sal

¼-½ taza de aceite para freír

Para la Salsa:

¼ taza de mayonesa veganaise

1 cucharada de jugo de limón fresco

2 cucharaditas de cebolla roja finamente picada

1 cucharada de eneldo finamente picado

Una pizca de salsa picante (opcional)

Procedimiento:

Para eliminar las ostras de la cáscara, tome un cuchillo y una toalla gruesa.

En agua fría, aguante con la toalla la ostra, inserte la punta del cuchillo entre las mitades, gire suavemente el cuchillo y aplique presión para abrirla.

Corte la ostra de la concha.

En un envase, bata ligeramente el huevo y añada la sal y la pimienta.

Moje con cuidado cada ostra en los huevos.

Luego páselas ligeramente por la harina de coco.

Caliente el aceite, fría cada ostra 1-2 minutos por cada lado hasta que el exterior esté crujiente y que estén ligeramente dorados.

Sirva inmediatamente.

Para la salsa, mezcle todos sus ingredientes juntos.

Sirva.

Malanga con Tocineta

Ingredientes:

4 tazas de malanga pelada (asegúrese de pelar la capa de color púrpura si está presente) y cortada en cubos pequeños

8 rebanadas de tocino (de pavo o regular), cortado en trozos grandes

1 cebolla mediana cortada en pedazos

1 cucharada de mantequilla orgánica

sal marina al gusto

pimienta negra

2 cucharadas de perejil fresco picado para adornar

2 cucharaditas de vinagre de sidra de manzana (opcional)

Procedimiento:

Hierva la malanga en agua con un poco de sal durante 3 minutos (o hasta que este cocida pero no sobre cocida.)

Escurra y deje enfriar.

Derrita la mantequilla orgánica en el sartén, añada el tocino y se fríe hasta que estén crujientes.

Agregue la cebolla y cocine hasta que se dore.

Añada la malanga, sal y pimienta y salteé hasta que estén crujientes.

Vierta el vinagre (si se utiliza).

Sirva adornado con perejil.

Chuletas con Manzana

Ingredientes:

4 chuletas de cerdo con hueso

2 cucharada de mantequilla orgánica

sal y pimienta

1 taza de caldo de pollo (o sidra de manzana)

2 manzanas, peladas, sin corazón y cortadas en rodajas

1 cebolla grande en rebanadas delgadas

1 diente de ajo picado

Procedimiento:

En un sartén grande, caliente la mantequilla orgánica a fuego medio alto.

Seque las chuletas de cerdo con un papel toalla.

Sazone generosamente con sal y pimienta y añada a la sartén.

Dorar durante 4 minutos por cada lado hasta que ambos lados estén dorados.

Retire las chuletas de cerdo del sartén y deje a un lado en un plato.

Reduzca el calor a fuego medio. Añada la mantequilla al sartén.

Use una cuchara de madera para raspar pedacitos dorados del fondo de la cacerola.

Añada y revuelva las cebollas con las manzanas. Cocine durante unos 5-8 minutos, hasta que se hayan ablandado.

Agregue el ajo y cocine por menos de un minuto.

Añada el caldo de pollo a la cacerola (o sidra de manzana) para que retire los residuos del fondo.

Devuelva al sartén las chuletas de cerdo con sus jugos.

Cubra la cacerola, reduzca el fuego a medio-bajo y cocine a fuego lento hasta que estén tiernos por unos 15 a 20 minutos.

Transfiera las chuletas del sartén a un plato.

Suba la temperatura a medio-alto y agite la salsa hasta que se reduzca, durante unos 5 minutos.

Cubra las chuletas de cerdo con la salsa y sirva.

Vieiras con Puré de Hinojos

Ingredientes:

Para el puré de hinojo:

3 tallos de hinojo de tamaño medio, cortados en rodajas finas (conserve las ramitas de hinojo para adornar)

1 cebolla pequeña pelada y cortada en rodajas finas

1 hoja de laurel fresco

1/8 de cucharadita de sal al gusto

pimienta blanca al gusto

Para las vieiras:

¾ libras de vieiras grandes (scallops), 6 a 8 dependiendo del tamaño

½ cucharadita de sal marina gruesa

pimienta negra al gusto

¼ de cucharadita de polvo de pimentón (paprika)

1 cucharada de aceite de coco

4 rodajas de limón

Procedimiento:

Coloque el hinojo, la cebolla, el laurel, sal y pimienta en una olla con suficiente agua para cubrirlos.

Cocine a fuego lento durante unos 20 minutos hasta que esté muy tierna.

Escurra bien, retire la hoja de laurel, devuelva a la olla, y con una batidora de inmersión, haga un puré.

Mantenga el calor a fuego muy bajo con la tapa puesta.

Seque las vieiras con papel toalla y sazone con sal, pimienta y pimentón.

Caliente el aceite de coco en un sartén a fuego medio-alto, añada las vieiras y fría, dándoles vuelta, hasta que estén doradas, por unos 3 minutos cada lado.

Tranfiéralas a un plato y acompañe con rodajas de limón.

Sirva con el puré de hinojo al lado y decore con ramitas de hinojo.

Filete de Ternera con Pimientos

Ingredientes:

Para los pimientos picantes:

3 pimientos de colores variados, sin semillas y sin corazón

1 ½ cucharada de mantequilla orgánica

¼ de cucharadita de sal marina

½ cucharadita de pimentón (paprika)

¼ de cucharadita de comino

⅛ de cucharadita de pimienta

Para el filete de ternera:

2 filetes de solomillo (de ternera) de 8 onzas

1 cucharada de aceite de oliva

1 cucharadita de sal marina

pimienta negra

hojas de cilantro para adornar

Procedimiento:

Para los pimientos picantes, corte los pimientos en rodajas gruesas ¼ de pulgada.

Caliente la mantequilla en un sartén a fuego medio.

Añada las tiras de pimiento, todas las especias y la sal.

Cocine a fuego medio por 12 minutos.

Revuelva una vez por 1 minuto o más si es necesario para que se cocinen.

Para el filete de ternera, frote con aceite de oliva la parilla y caliéntela a fuego alto.

Cocine los filetes de acuerdo a la preferencia: crudas: 1 ½ minutos por cada lado, medio crudo: 2 minutos por cada lado, término medio: 2 ¼ minutos por cada lado, bien hecho/cocido: 2 ½ - 3 minutos por cada lado.

Añada sal, pimienta, y decore con los pimientos picantes y hojas de cilantro.

Hamburguesas con Setas

Ingredientes:

1 libra de carne de res molida

1 cucharada de mantequilla orgánica

½ libra de setas blancas o cremini, picadas en cuatro cubitos

4 dientes de ajo, pelados y picados en trozos

jugo de 1 limón

3 cucharadas de aceite de oliva extra virgen

½ cucharadita de sal marina

pimienta negra, molida gruesa

4 cucharada de perejil picado + 2 cucharaditas para adornar

Procedimiento:

Forma 2 tortitas/hamburguesas con la carne molida, sazone la carne como guste.

Caliente la mantequilla orgánica a una temperatura media.

Añada las hamburguesas y saltee por 5 minutos cada lado.

Retire y mantenga el calor.

Agregue las setas, sal, pimienta, y cocine hasta que estén doradas.

Durante la cocción, vierta el jugo de limón.

Añada el ajo, el perejil y cocine durante 3 minutos.

Vuelva las hamburguesas al sartén con el aceite de oliva.

Sirva las hamburguesas con los champiñones cocidos encima y adorne con perejil.

Nota: Este plato se puede servir con patatas fritas de camote (batata mameya)

Alitas de 5 Especies

Ingredientes:

6 alitas de pollo

1 ½ cucharadita de polvo de cinco especias

1 cucharadita de chile en polvo

1 cucharadita de sal

Procedimiento:

Enjuague y seque las alitas.

Coloque en un recipiente y mezcle el polvo de cinco especias, chile en polvo y sal.

Cubra bien las alas con la mezcla de ingredientes secos.

Cubra el recipiente herméticamente y deje macerar (ablandar) durante la noche o hasta 24 horas.

Precaliente el horno a 375 grados F.

Retire las alas y colóquelas en una bandeja para hornear.

Deje hornear durante 45 minutos, volteando las alas cada 15 minutos.

Espárragos con Limón y Almendras

Ingredientes:

2 a 2 ½ libras de espárragos lavados

1 cucharada de mantequilla orgánica

5 dientes de ajo picados o aplastados

½ taza de almendras, rebanadas o picadas en trozos

jugo de un limón

sal al gusto

Procedimiento:

Hierva los espárragos en una olla tapada, por unos 5 minutos.

Retire los espárragos del fuego y escurra el exceso de agua.

Caliente el aceite en un sartén a fuego medio.

Mezclando, agregue el ajo y cocine por un minuto.

Añada las almendras y agite durante aproximadamente un minuto.

Retire la olla del fuego y añada los espárragos.

Revuelva bien.

Finalmente exprima el zumo del limón.

Sal al gusto y sirva.

Buñuelos de Plátano

Ingredientes:

1 plátano verde

2 tiras de tocino (de pavo o regular)

1 cucharadita de mantequilla orgánica (o aceite de coco sustituto)

1 pizca de sal

Procedimiento:

En un sartén cocine el tocino.

Cuando se dore el tocino retire del sartén.

No limpie la sartén: guarde la grasa para el paso final de la receta.

Pele el plátano y corte en cuatro trozos.

Cocine los trozos de plátano en una olla de agua y deja hervir las piezas durante 5 minutos.

Si no se hacen, pueden necesitar otros 5 minutos más.

Los plátanos también se pueden hacer a la parrilla, salteados, o cualquier otro método, siempre y cuando se cocinen bien.

Escurra el plátano y colóquelos en un tazón para machacarlos.

Cortar el tocino en trozos pequeños y mezcle con puré de plátano.

Mezcle en una cucharadita de mantequilla orgánica y agite para crear una pasta.

Añada y mezcle una pizca de sal.

Forme buñuelos de 6-8 cucharadas (más o menos) de masa para cada buñuelo.

Con cuidado, coloque los buñuelos en el sartén y deje cocinar durante 3-5 minutos por cada lado.

Quimbombó al Curry

Ingredientes:

½ libra de quimbombó

2 cucharada de mantequilla orgánica

mitad de una cebolla amarilla grande, finamente picada (aproximadamente 1 taza)

4 dientes de ajo, picados o aplastados

1 cucharada de jengibre picado

1 cucharadita de comino molido

1 cucharadita de cilantro molido

½ cucharadita de cúrcuma molida (turmeric)

½ cucharadita de sal, al gusto

¼ de pimienta negra recién molida, o al gusto

½ taza de puré de tomate

opcional: cilantro fresco picado para adornar

Procedimiento:

Lave y seque con un paño o papel toalla los quimbombós.

Córtele el tallo y luego córtelos en trozos de ½ pulgada de largo.

Caliente el aceite en una olla o sartén a fuego medio-bajo o fuego medio y agregue la cebolla.

Cocine hasta que estén suaves, por aproximadamente 8 a 10 minutos.

Añada el ajo y el jengibre y cocine por unos minutos más.

Ponga en el quimbombó, el comino, el cilantro, la cúrcuma, la sal y la pimienta.

Agite bien para cubrir el quimbombó con las especias.

Añada el puré de tomate y mezcle bien.

Tape la olla y reduzca el fuego al mínimo.

Cocine durante 20 minutos.

Después de los primeros 10 minutos, compruebe si la salsa es demasiado líquida y destape la cacerola durante los últimos 10 minutos.

Si después de los primeros 10 minutos, se seca demasiado, añada un poco de caldo de hueso o puré de tomate adicional.

Si está bien, revuelva, cubra de nuevo y continúe la cocción durante los últimos 10 minutos.

Es posible que necesite 5 minutos más.

Espolvoreé con cilantro fresco picado si desea, y sirva.

Hígado a la Mexicana

Ingredientes:

¾ de libra de hígado de res picado en rodajas

1 cebolla amarilla grande a la mitad y en rodajas finas

1 ½ cucharadita de mantequilla orgánica

sal al gusto

½ cucharadita de orégano seco

pizca de romero seco

cilantro fresco, picado y rodajas de aguacate para adornar

Procedimiento:

Caliente la mantequilla orgánica en una sartén u olla grande.

Agregue la cebolla y cocine a fuego medio, revolviendo, hasta que la cebolla se ablande.

Reduzca el fuego y agregue el orégano y el romero.

Coloque las rebanadas de hígado encima de las cebollas y tape la olla.

Deje cocinar durante 3 minutos.

Voltee el hígado y colóquelo en el fondo de la olla para cubrir con las cebollas.

Tape y cocine por 3 minutos.

Agite la cebolla y voltee el hígado por última vez.

Tape y cocine durante 3 minutos finales.

Sirva y decore con cilantro y aguacate por el lado.

Caballa Relleno

Ingredientes:

1 o 2 peces caballa limpios (mackerel)

1 cebolla grande y picada

1 a 2 tazas de hongos (setas), picados

4 hojas grandes de salvia, finamente picadas

1-2 cucharadas de aceite

Papel de cera o papel de aluminio

Procedimiento:

Precaliente el horno a 350 grados F.

Coloque el pescado en un pedazo de papel (suficiente para envolver el pescado completo).

Combine los chalotes, los hongos y las hojas de salvia y salteé brevemente en el sartén para ablandar los hongos. Esto crea una mezcla.

Rellene el pescado con la mayor cantidad de mezcla que se pueda. El resto se coloca debajo y encima del pescado.

Envuelva el pescado y deje hornear durante 30 o 40 minutos (o hasta que esté hecho).

Pastelitos de Pescado

Ingredientes:

2 latas de salmón o pez mackerel cada una de 14 a 15 onzas

2 huevos orgánicos batidos

¼ de taza de cebolla finamente picada, cruda o ligeramente cocida

1 cucharada de perejil fresco, picado

1 cucharadita de mostaza

½ cucharadita de sal marina

½ cucharadita de pimenta fresca molida

¼ de taza de harina de coco (la medida dependerá de la consistencia de la mezcla)

Aceite de coco o alguna grasa animal

Procedimiento:

Coloque el pescado ya escurrido en un envase grande y desmenúcelo con un tenedor

Añada los huevos, cebollas, el perejil, mostaza, sal y pimienta y mezcle bien.

Añada la harina de coco y, poco a poco, mezcle bien.

Pare de mover hasta que la mezcla esté bastante moldeable.

Caliente el sartén con un poco de grasa a fuego medio.

Haga las empanaditas de 3 pulgadas para dorarlas por ambos lados. Déjelas cocinar durante 5-7 minutos.

Use una espátula para voltearlas y tenga mucho cuidado para no romperlas.

Sirva con salsa de limón y alcaparras.

Tomate Relleno

Ingredientes:

2 tomates grandes

Mitad de una cebolla finamente picada

¼-1/3 de libra de bisonte (búfalo) o res

2 huevos

1 cucharadita de orégano en polvo

Sal y pimienta al gusto

Procedimiento:

Precaliente el horno a 400° grados F.

Corte la parte superior del tomate y sáquele las semillas usando una cuchara.

Coloque los tomates en el horno y tápelos con papel de aluminio.

Horneé durante 5 a 7 minutos.

No horneé por mucho tiempo pues los tomates estarán muy blandos.

Retírelos del horno y escurra si hay agua.

Mientras los tomates se hornean, salteé la cebolla en aceite por varios minutos para ablandarlas.

Añada el bisonte y el orégano, mientras va partiendo la carne en pedacitos pequeños mediante su cocción.

Siga cocinando hasta que la carne esté levemente rosada.

Sazone al gusto.

Rellene el tomate con la carne, presionándola hasta que se llene el tomate dejando ½ pulgada para el huevo.

Rompa el huevo y colóquelo encima del tomate.

Ase en el horno hasta que el huevo esté hecho, cerca de 5 minutos.

Sirva.

Huevo Frito Servido sobre Hamburgesa de Búfalo

Ingredientes:

4 chilles poblanos o 1 lata pequeña de chiles verdes picaditos

1 libra de carne de bisonte

½ taza de cilantro picado

¼ de taza de cebolla picada

1 cucharadita de comino en polvo

½ cucharadita de chile en polvo

½ cucharadita de sal (opcional)

4 huevos fritos

Ingredientes opcionales: aguacate y lechuga

Procedimiento:

Corte los chiles poblanos en mitades y descarte las semillas.

Ponga las mitades con la cáscara hacia arriba en una sartén y ase hasta que se oscurezcan (5 a 10 minutos)

Póngalos en una bolsa plástica sellada.

Déjelos reposar durante 15 minutos.

Pélelos y píquelos.

En un recipiente mezcle los chiles picados con la carne, el cilantro, la cebolla, las especias y la sal.

Forme hamburguesas para asar a la parrilla.

Fría los 4 huevos.

Sirva los huevos fritos encima de las hamburguesas.

Si desea, puede adornar con el aguate y lechuga.

Huevos Duros y Salmón Por Encima de Arroz de Coliflor

Ingredientes:

½ libra de salmón sin piel y sin espinas

1 cabeza de coliflor

1 cucharadita de cúrcuma (turmeric)

1 cucharadita de comino en polvo

1 cebolla finamente picada

2-3 dientes de ajo, finamente picados

½ taza de eneldo picado

4 huevos hervidos, rebanados

Procedimiento:

Precaliente el horno a 425º grados F.

Coloque el salmón en una bandeja de hornear y añada 2 tazas de agua.

Cubra la bandeja e hierva el salmón en el horno hasta que cocine, durante 15 minutos.

Añada sal si desea.

Mientras el salmón se cocina, corte la coliflor y cocine al vapor hasta que esté suave.

Triture en un procesador, el coliflor hasta que parezca arroz.

Caliente un poco de aceite en un sartén y añada las especias y la cebolla.

Salteé hasta que estén suave.

Añada el ajo y salteé por unos minutos más.

Añada al sartén el coliflor triturado con las especias y cebollas.

Mezcle bien.

Desmenuce el salmón y mézclelos con el eneldo y los huevos.

Chirivía (Parsnips) Majadas

Ingredientes:

2 libras de chirivía (parsnips), peladas y cortadas en pedazos

1 taza de caldo de pollo, preferiblemente hecho en casa

Sal y mantequilla orgánica

¼ de taza de crema o sour cream (opcional)

¼ de cucharadita de nuez moscada y canela (opcional)

Procedimiento:

En un sartén hondo, combine las chirivías con el caldo de pollo y una y media (1 ½) taza de agua.

Tape e hierva a fuego lento hasta que estén tiernas.

Drene el caldo y reserve.

Maje las chirivías con un tenedor o un majador de papas.

Añada caldo o crema hasta llegar a la consistencia deseada.

Añada sal y mantequilla a gusto.

Si desea sirva con mantequilla, polvo de nuez moscada y canela.

Jambalaya

Ingredientes:

½ libra de salchicha "andouille" (o cualquier otra sino está esta disponible), picada en pedazos

1 cebolla pequeña, picada

2 pimientos verdes, finamente picados

2 dientes de ajo picaditos

1 cucharadita de pimentón (paprika)

1 cucharadita de sal

1 cucharada de orégano seco

½ cucharadita de tomillo seco

1/8 de cucharadita de pimienta de cayena

1 lata de tomates picados (28 onzas)

1 taza de caldo de pollo, preferiblemente hecho en casa

½-1 cabeza de coliflor

1 libra de camarones, pelados y sin cola

4 cebollines finamente picados

Procedimiento:

Cocine la salchicha en una olla honda.

Según se vaya dorando, añada un poco de aceite.

Salteé la cebolla y el pimiento hasta que la cebolla se torne suave.

Añada el ajo, las especias y luego los tomates con el caldo de pollo.

Hierva a fuego lento tapado por 10 minutos.

Mientras se está hirviendo, corte la coliflor en pequeños ramilletes y tritúrelo en un procesador de alimentos hasta que parezca arroz.

Añada el coliflor a la olla y deje hervir por unos 10 minutos más.

Añada los camarones.

Hierva hasta que se cocinen (color rosa), durante 5 minutos.

Sirva y decore con cebollines.

Pan de Espinaca

Ingredientes:

2 a 4 huevos batidos (para más firmeza, añada más huevos)

16 onzas de espinaca fresca o congelada

1 cucharada de mantequilla

½ taza de piñones (pine nuts)

2 dientes de ajo, machacados

Un pequeño puñado de albahaca (alrededor de 15 hojas)

¼ de cucharadita de sal (opcional)

Procedimiento:

Precaliente el horno a 350° grados F.

Si la espinaca era congelada descongele sobre fuego lento.

Escúrralas y exprímalas con un papel toalla sacándoles la mayor cantidad de agua.

Derrita la mantequilla a fuego lento y añada los piñones.

Tueste los piñones y esté pendiente a que no se quemen.

Póngalos en un procesador de alimentos con la albahaca y tritúrelos levemente.

Añada la espinaca y la sal, pulse por 10 segundos.

Bata los huevos y añada a la mezcla anterior.

Mezcle bien hasta que todos los ingredientes estén completamente juntos.

Derrame la mezcla en un molde 7 x 11 con mantequilla.

Horneé entre 20 y 30 minutos hasta que esté hecho.

Deje enfriar y córtelo.

Costillas de Cerdo al Horno en Salsa BBQ

Ingredientes:

2 a 3 libras de cerdo costillas de cerdo

Sal marina y pimienta recién molida

2 cucharadas de mantequilla orgánica

1 taza de cebolla, picada (1 cebolla pequeña o ½ cebolla grande)

1 pedazo de apio (celery) picado, alrededor de ½ taza o un poco más

6 dientes de ajo, pelados, aplastados y picados

1 lata de 7 onzas de pasta de tomate (Alrededor de ¾ de taza)

1/3 taza de vinagre de sidra de manzana

2 cucharadas de jugo de limón, recién exprimido

1 cucharadita de comino molido

½ cucharadita de mostaza molida

¼ de cucharadita de chile en polvo

¼ de cucharadita de pimentón o paprika (Pimentón ahumado si lo tiene)

¼ de cucharadita de sal marina

Procedimiento:

Precaliente el horno a 275° grados F.

Lleve las costillas de cerdo a temperatura ambiente.

Coloque las costillas en una bandeja de hornear, con el hueso hacia abajo, y sazone con sal y pimienta.

Para la primera ronda, ponga las costillas en el horno y horneé durante 1 hora mientras hace la salsa de barbacoa.

Caliente la mantequilla orgánica en un sartén mediano a fuego medio-bajo.

Añada la cebolla y cocine por unos 5 minutos.

Agregue el apio y cocine por 5 minutos adicionales.

Tanto las cebollas y el apio deben estar suaves.

Añada el ajo y deje cocinar por 1 minuto antes de añadir los siguientes ingredientes.

Agregue la pasta de tomate, el vinagre, el jugo de limón, el comino, la mostaza molida, el polvo de chile, el pimentón y la sal.

Deje que la mezcla hierva a fuego lento durante 10 minutos pero revuelva con frecuencia durante este tiempo.

Cuando las costillas se hayan cocido durante una hora, retire del horno, cúbralas uniformemente con la mitad de la salsa de barbacoa y vuelva a colocarlas al horno por 1 hora más.

Cuando la segunda hora del tiempo de cocción se ha completado, retire la bandeja y rocíe las costillas con la mitad restante de la salsa de barbacoa.

Regrese las costillas al horno y horneé durante 1 hora adicional.

Sirva cuando las costillas estén tiernas.

Estofado Africano de Pollo

Ingredientes:

4 muslos de pollo crudos o 4 piezas de pollo equivalentes en tamaño

2 cucharadas de mantequilla orgánica

1 cebolla amarilla grande o 2 pequeñas picadas

1 cucharadita de jengibre fresco pelado y picado

3 dientes de ajo grandes o 6 pequeños, machacados y picados

1 libra de pimientos rojo sin semillas y picado en trozos pequeños (3 si son pequeños a medianos o 2 si grandes)

1 libra de batatas, peladas y cortadas en trozos de 1 pulgada

2 ½ tazas de caldo de pollo

2 tazas de tomates triturados

½ taza de mantequilla de almendras

½ cucharadita de cilantro molido

½ cucharadita de canela molida

1 cucharadita de comino molido

½ cucharadita sal marina

1 chile fresco picado o ½ cucharadita de chile en polvo

2 cucharadas de cilantro fresco, picado en trozos grandes

Procedimiento:

Condimente bien los trozos de pollo con la sal de mar.

Caliente la mantequilla en una olla de sopa a fuego medio-alto y dore el pollo; puede que tenga que hacer esto en grupos para que no llene demasiado la olla.

Retire los trozos de pollo cuando se doren.

Salteé las cebollas en la misma grasa por 3-4 minutos, revolviendo con frecuencia y raspando cualquier pedacito dorado del fondo de la olla.

Añada el jengibre, el ajo, los pimientos y las batatas y saltee durante otros 1-2 minutos.

Añada el pollo, el caldo de pollo, los tomates triturados, la mantequilla de almendras, el cilantro, la canela, el comino, y remueva bien para combinar.

Llevee a fuego lento y pruébelo de sal, añada si es necesario.

Tape la olla y cocine a fuego lento durante 90 minutos (verifique después de 1 hora), o hasta que la carne del pollo se separe fácilmente del hueso y las batatas estén tiernas. (En este punto se puede retirar los trozos de pollo, deje que se enfrien un poco y retire la carne del hueso. Descarte la piel, píquelo y regréselo a la olla.)

Verifique la cantidad de sal, añada la mayor cantidad de pimienta negra al guiso, si desea.

Puede añadir el chile o chile en polvo en este punto.

Agregue el cilantro y sirva.

Caserola Mexicana Estilo Saludable

Ingredientes:

Carne de Res

2 cucharadas de mantequilla orgánica

1 ½ libras de carne molida

1 cebolla grande finamente picada

3 dientes de ajo pelados y cortados en trozos grandes

1 lata de 13.5 onzas de tomates ciruela (cherry tomatoes), escurridos y picados

3 cucharadas de pimentón (paprika)

1 cucharadita de comino molido

1 cucharadita de cilantro molido

1 cucharadita de hojuelas de chile

1 ½ cucharaditas de sal marina

½ cucharadita de pimienta negra recién molida

3 cucharadas de pedazos de almendras (opcional)

Batatas:

1 ½ libras de batatas dulces (mameya o camote), peladas y picadas en trozos grandes

Sal marina, al gusto

1 taza leche de coco

2 libras de col rizada (Kale), lavada y picada

Sal marina al gusto

Pimienta negra recién molida

Procedimiento:

Precaliente el horno a 350 grados F.

Engrase un molde para hornear con 1 cucharada de mantequilla orgánica derretida y deje a un lado.

Para la carne, caliente 2 cucharadas de mantequilla orgánica en una sartén a fuego medio.

Añada la carne molida y las cebollas y cocine hasta que se dore.

Añada todos los demás ingredientes (excepto los pedazos de almendras).

Continúe la cocción hasta que la mayoría del líquido en la mezcla se haya reducido (alrededor 15 minutos).

Retire la mezcla del sartén y resérvela.

Mientras que la carne se cocina, coloque las batatas dulces picadas en una olla con suficiente agua, tape y cocine hasta que estén suave (unos 10 minutos).

Escurra y maje (haciendo un majado).

Añada sal al gusto.

Para la col rizada, añada la leche de coco al sartén en que la carne molida se está cocinando y deje hervir.

Añada la col rizada, la sal y la pimienta y cocine por 2 minutos.

Monte la cazuela en el plato de hornear engrasado haciendo tres capas.

La capa inferior del plato será con puré de batata, luego la col rizada, y finalmente, la mezcla de carne.

Espolvoreé la superficie con los pedazos de almendra.

Horneé durante 30 minutos.

Yuca al Mojo

Ingredientes:

3 libras de yuca peladas y cortadas en trozos de 2 pulgadas

4 dientes de ajo medianos pelados y machacados con sal en un mortero (pilón o molcajete)

½ cucharadita de sal marina

½ cucharadita de comino molido

El jugo de ½ naranja recién exprimida

3 cucharadas de jugo de lima o limón recién exprimido (1 lima o limón)

1/3 de taza de aceite de oliva o mantequilla orgánica

Perejil picado, orégano o cilantro para decorar (opcional)

Procedimiento:

Pele la yuca y córtelas por la mitad.

La yuca debe ser firme y blanca en el interior; sino, corte la parte central.

Luego córtelas en trozos de 2 pulgadas.

Coloque la yuca en una olla grande con suficiente agua para cubrirlas.

Hierva a fuego lento durante 50-60 minutos, hasta que esté bien cocida.

Escurra y coloque en una fuente o envase.

Mientras la yuca se está hirviendo, haga el mojo o salsa de ajo agria.

Mezcle el ajo, la sal, el comino, el jugo de naranja y el jugo de lima o limón en un tazón pequeño.

Si se usa aceite de oliva, agregue al envase y deje a un lado.

Si se utiliza la mantequilla orgánica, mezcle todos los ingredientes menos la mantequilla en el recipiente pequeño.

En una pequeña cacerola, caliente la mantequilla orgánica a fuego lento.

Mientras la yuca está aún caliente, vierta el mojo y aceite de oliva por encima.

Si se utiliza la mantequilla orgánica, coloque el ajo y la mezcla de condimentos encima de la yuca, y luego vierta la mantequilla orgánica caliente sobre la parte superior.

Sirva caliente.

Decore con alguna especia recién picada.

Puré de Apio (Celery) y Nabo (Rabanos)

Ingredientes: (la cantidd de ingredientes depende de la cantidad de personas comiendo, juegue con esta cantidad)

1 o 2 palitos de apio (celery)

1 nabo

Sal marina y pimienta recién molida

3 cucharadas de mantequilla orgánica

1 taza de leche de coco

Procedimiento:

Pele el nabo y enjuague después de pelarlo.

Enjuague el apio.

Corte ambos en cubitos de 1 pulgada.

Coloque los cubos en una olla y agregue suficiente agua para cubrirlos.

Añada sal y ponga a hervir. Reduzca a fuego lento.

Cocine durante unos 20 minutos hasta que estén tiernos y se puedan cortar fácilmente con un tenedor.

Escurra.

En una cacerola, caliente suavemente la mantequilla y leche de coco hasta que se derrita.

Transfiera las verduras a un envase, añada la salsa, y maje con un majador de papas. Esto le dará una consistencia grumosa.

Para una textura más suave, ponga en una licuadora o procesador de alimentos y haga un puré si lo desea.

Sazone con sal y pimienta y sirva.

Col Rizada (Kale) a la Crema

Ingredientes:

1 cucharada de mantequilla orgánica, derretida

1 libra de col rizada, lavadas y cortadas en trozos grandes

1 taza de leche de coco

1 cucharada de amino de coco (coconut amino)

Pizca de nuez moscada

Sal marina y pimienta recién molida, al gusto

Avellanas, tostadas y picadas para decorar (opcional)

Procedimiento:

Derrita la mantequilla orgánica en un sartén y añada todos los ingredientes excepto las avellanas.

Cocine a fuego medio-alto durante 10 minutos o hasta que la mayoría del líquido se haya reducido.

Verifique si está bien de sal.

Decore con las avellanas picadas.

Alitas de Pollo Jamaiquinas

Ingredientes:

4 cebollines picados

3 cebollas picadas

2 pimientos chile habanero pequeños sin semillas

4 dientes de ajo machacados

1 cucharadita de jengibre en polvo

½ taza de aceite de coco derretido

1 cucharadita de tomillo seco

½ cucharadita de pimienta de Jamaica

½ cucharadita de canela

Pizca de nuez moscada

¾ de cucharada de sal marina, al gusto

Pimienta negra recién molida, al gusto

4 cucharadas de miel (opcional)

Jugo de 4 limas

4 cucharadas de vinagre de coco (o balsámico sin azúcar si el de coco no esta disponible)

4 libras de alas de pollo

Procedimiento:

Coloque las alas en un sartén grande y poco profundo para la marinada.

Para hacer la marinada, coloque todos los ingredientes en una batidora y licúe todo.

Vierta la marinada sobre las alas cubriéndolas completamente y si usted puede, eche un poco de la marinada bajo la piel directamente en la carne (sin desprender la piel por completo).

Cubra y coloque en el refrigerador durante 24 horas. (Usted puede reducir el tiempo de marinado a 4 horas pero los sabores no serán tan intensos.)

Lleve las alas de pollo a temperatura ambiente durante 30 minutos a una hora justo antes de cocinarlas.

Precaliente el horno a 375 grados F.

Retire las alas de la marinada y colóquelas en una bandeja para hornear.

Horneé durante unos 45 minutos, volteando cada 15 minutos las alas y rociándolas con los jugos de la bandeja.

Se sabrá si están listas, colocando un termómetro y que éste lea 160 grados.

Para dorarlas, justamente antes de que se terminen de cocinar, colóquelas en una parrilla por 3 minutos cada lado.

Retirelas y colóquelas en un plato para enfriar durante 5 minutos

Sirva.

Coliflor Picante

Ingredientes:

Aceite de coco, lo suficiente para engrasar un molde para hornear

1 coliflor grande sin corazón y separados en ramilletes

1 cucharadita de ajo en polvo

1 cucharadita de hojuelas de chile rojo

½ cucharadita de comino en polvo

2 cucharaditas de pimentón (paprika)

Jugo de 2 limones grandes

1 ½ cucharadita de sal marina

2 cucharadas de perejil fresco finamente picado

Procedimiento:

Precaliente el horno a 400° grados F.

Forre el molde con papel de cera o papel de aluminio y engrase con aceite de coco.

Mezcle los ramilletes de coliflor con todos los ingredientes, excepto el perejil picado.

Distribuya uniformemente los ramilletes en una bandeja para asar y coloque en el horno precalentado.

Hornee durante 25 a 30 minutos.

A mitad de la cocción revuelva.

Retire del horno, revuelva y rocíe suavemente el perejil picado y sirva.

Costillas de Res con Romero y Aceitunas Negras

Ingredientes:

Costillas de 2 a 4 pulgadas de largo (suficientes para 4 personas)

1 ½ cucharadas de mantequilla orgánica

1 cebolla grande cortada en 6 pedazos

1 ½ taza de aceitunas negras enteras

1 zanahoria grande pelada y picada en trozos grandes

3 dientes de ajo cortados por la mitad

1 ½ tazas de caldo de carne preferiblemente hecho en casa

1 taza de vino tinto seco

½ cucharadita de romero seco

2 hojas de laurel secas

½ cucharadita de sal marina

2 cucharadas de vinagre balsámico

½ cucharadita de pimienta negra molida

2 cucharadas de aceite de oliva virgen extra

2 cucharadas de perejil fresco picado para adornar

Procedimiento:

Derrita la mantequilla orgánica en una sartén a fuego alto.

Espolvoreé sal sobre las costillas, coloque las costillas en un sartén y cocine hasta que estén bien doradas, por unos 10 minutos.

Aún a fuego alto, agregue la cebolla, el vino tinto, el caldo de carne y el vinagre balsámico y continúe la cocción durante otros 10 minutos.

Coloque las costillas, líquidos y demás ingredientes en olla de cocción lenta, baje el fuego y cocine durante 8 a 10 horas.

Ajuste la sal.

Sirva y adorne con perejil.

Tubérculos de Vegetales con Panceta

Ingredientes:

6 rebanadas de panceta italiana cortado en tiras

1½ cucharadas de mantequilla orgánica

3 grandes raíces de apio (celery) peladas y cortadas en cubos de 2 pulgadas

2 rábanos tamaño mediano, pelados y cortados en cubos de 2 pulgadas

3 zanahorias grandes peladas y cortadas en trozos de 2 pulgadas

2 cebollas medianas cortadas en 4 pedazos cada una

1 cucharadita de tomillo seco

1 cucharadita de sal marina

1/8 de cucharadita de pimienta negra molida

2 cucharadas de perejil fresco picado

Procedimiento:

Precaliente el horno a 350F

Coloque las tiras de **panceta** en una bandeja para hornear y horneé hasta que estén crujientes (5 a 8 minutos).

Retire las tiras de la bandeja y resérvelas.

Derrita la mantequilla orgánica en un sartén, añada todos los vegetales, el tomillo, la sal, la pimienta y revuelva para cubrirlos.

Coloque en el horno y horneé por 20 minutos.

Los vegetales deben estar bien cocidos, pero no blandos.

Añada la **panceta** (desmenuzada).

Sirva y adorne perejil fresco.

Calabaza Rellena de Tocineta y Carne

Ingredientes:

2 a 3 libras de calabaza cortadas por la mitad y sin semillas

1 libra de carne de res molida

8 rebanadas de tocineta (de pavo o regular) picado

1 cebolla grande picada

2 dientes de ajo finamente picado

½ libra de champiñones (setas) rebanados

1 cucharadita de canela

1/3 de cucharadita de sal marina

Pimienta molida al gusto

½ cucharadita de tomillo seco

1 cucharada de cebollino fresco picado para adornar

Procedimiento:

Precaliente el horno a 375F

Coloque la calabaza con el lado cortado hacia abajo en una bandeja para asar con ½ pulgada de agua.

Horneé durante 30 minutos.

Mientras tanto, a fuego medio salteé tocineta, la cebolla y los champiñones durante 8 minutos.

Agregue la carne y el resto de los ingredientes (excepto el cebollino) y continúe la cocción durante 15 minutos.

Deje enfriar.

Remueva la mayor parte de la pulpa de la calabaza y añádala a la mezcla de carne.

Rellene las mitades de calabaza con la mezcla, colóquelas al horno y horneé durante 20 minutos.

Retire del horno y sirva adornando con cebollino fresco.

Filete a la Parrilla

Ingredientes:

Filetes de 1-1 ½ pulgadas de espesor (NY Strip, lomo superior, filete Mignon, solomillo, T-bone o Porterhouse)

Sal marina gruesa y pimienta negra recién molida

Ajo y Hierbas (opcional)

Procedimiento:

Descongele los filetes en un plato (puede tardar 1-2 días) cubierto.

Una vez descongelados seque con un papel toalla y agregue sal y pimienta por ambos lados, al gusto.

Deje los filetes reposar a temperatura ambiente 15 minutos.

Coloque los filetes en las rejillas de la parrilla (del grill o BBQ) precalentada por cerca de 2-3 minutos, con la tapa cerrada.

Para que se queden las marcas de la parrilla, no deje que se peguen; mantengan la carne en movimiento.

Salteado de Carne y Brocoli

Ingredientes:

½ libra filete de carne de res o pavo

3 cucharadas de tamari (gluten free)

1 cucharada de aceite de sésamo

¼ de cucharadita de polvo de cinco especias

2 cucharaditas de jengibre rallado

1 diente de ajo picado

1 cabeza de brócoli cortado y al vapor

6 onzas de germinados (unos puñados grandes) puede ser de alfalfa, de brócoli, etc.

¼ de taza de cebolla finamente picada

¼ de taza de cilantro finamente picado

Procedimiento:

Mezcle el tamari, el aceite de sésamo, polvo de cinco especias, el jengibre y el ajo.

Corte la carne en tiras finas.

Deje marinar por lo menos por 15 minutos o hasta varias horas.

Caliente una sartén o wok. Añada la carne y el adobo a la cacerola y salteé de 3-5 minutos, revolviendo varias veces para que la carne se cocine uniformemente.

Agregue el brócoli y salteé unos minutos más.

Añada los germinados y apague el fuego.

Decore con hierbas frescas.

Kebabs o Pinchos de Pavo

Ingredientes:

1 ½ libras de pechuga de pavo, deshuesada cortadas en tiras finas

1 diente de ajo

1 cucharada de aceite de oliva

1 huevo orgánico

½ cucharadita de comino molido

½ cucharadita de pimentón (paprika)

½ cucharadita de sal de mar

¼ de cucharadita de canela

¼ de cucharadita de pimienta de cayena

2 cucharadas de perejil finamente picado

1 cucharada de menta finamente picada

Procedimiento:

En un procesador de alimentos triture la carne.

Añada todos los ingredientes restantes y triture por varias veces hasta que quede bien mezclado.

Engrase ligeramente las manos y luego forme 'albóndigas' de carne que sean un poco más largas que las albóndigas normales.

Rocíe las albóndigas con aceite y deslice un pincho a través de ellos.

Coloque con cuidado sobre una parrilla caliente y dore por 6-8 minutos cada lado.

Ensalada de Atún con Aguacate

Ingredientes:

¾ a 1 libra de filete de atún

¼ de taza de cebolla roja finamente picada

1 aguacate pelado y cortado en piezas pequeñas

2 cucharadas de eneldo fresco finamente picado u otra hierba

2 cucharadas de jugo de limón fresco

1 cucharada de aceite de oliva

Procedimiento:

Caliente el sartén a fuego alto por 2 minutos.

Rocíe el atún con aceite y espolvoreé ligeramente con sal y pimienta.

Cocine hasta que se dore por fuera, unos 3 minutos por cada lado

Mezcle con los otros ingredientes.

Sirva solo o encima de vegetales mixtos.

Repollo a Fuego Lento

Ingredientes:

1 cabeza de repollo verde (1 ½-2 libras)

1 cebolla amarilla mediana picada

1 o 2 zanahorias grandes cortadas en ruedas de ¼ pulgadas

¼ de taza caldo de pollo o agua

¼ de taza de aceite de oliva extra virgen o de mantequilla orgánica (suma un sabor ahumado)

pizca de hojuelas de pimienta roja molida

sal y pimienta

Procedimiento:

Precaliente el horno a 325 ° grados F.

Quite las hojas marchitas del repollo y luego corte en 8 porciones de igual tamaño.

Coloque los pedazos en la olla.

Disperse la cebolla y zanahoria sobre el repollo.

Rocíe el aceite y el caldo o agua sobre las verduras.

Sazone ligeramente con sal, pimienta y hojuelas de pimienta roja.

Cubra el recipiente con papel aluminio o una tapa que cierre bien y cocine en el horno por 1 hora.

Gire el repollo con pinzas después de una hora.

Si es necesario, añada unas cucharadas de agua para evitar que se seque.

Quite el papel de aluminio o tapa.

Hornee por 1 hora más o hasta que todas las verduras estén muy tiernas.

Cuando el repollo esté tierno, retire el papel de aluminio o la tapa, aumente la temperatura a 400° grados F y deje asar sin tapar por unos 10-15 minutos o hasta que las verduras empiecen a dorarse.

Sirva caliente o a temperatura ambiente.

Ensalada de Brócoli Especial

Ingredientes:

1 taza de mayonesa veganaise o hecha en casa

2-3 cucharadas de miel cruda o sirope (maple syrup)

1-3 cucharadas de vinagre de sidra de manzana sin filtrar puro

10 rebanadas de tocino cocido, cortado o desmenuzado en trozos pequeños

2 libras de brócoli fresco (alrededor 2-3 grandes cabezas) cortado en ramilletes pequeños sobre el tamaño de una nuez o más pequeño

1 taza de nueces picadas en trozos grandes (almendras)

½ taza de pasas o frutas secas surtidas

1 taza de fruta fresca: uvas, cerezas, arándanos, o manzanas picadas (opcional)

Procedimiento:

Combine la mayonesa y miel en un recipiente grande y mezcle (ajuste el sabor agridulce con el vinagre de manzana).

Añada el brócoli, las nueces, y frutas secas (si se utilizan) y mezcle hasta que todo se distribuye uniformemente.

El sabor es mejor si se le permite marinar en el refrigerador o en hielo por lo menos por un par de horas.

Si se siente valiente puede añadir tocineta (de pavo o regular)

Majado Sencillo de Calabacín

Ingredientes:

1 calabaza de invierno

2-3 hojas de salvia fresca finamente picada

2 cucharadas de mantequilla

Procedimiento:

Cocine la calabaza al horno o al vapor.

Para cocinar al vapor, pele la calabaza, córtela por la mitad y sáquele las semillas.

Corte la pulpa en trozos grandes y deje hervir hasta perforarla fácilmente con un tenedor, durante unos 15-20 minutos.

Para hornear, precaliente el horno a 350 ° grados F.

Corte la calabaza por la mitad. Retire las semillas

Coloque las dos mitades boca abajo, horneé por una hora la calabaza hasta que la pulpa esté uniformemente suave.

Agregue mantequilla y sal.

Coles de Bruselas con Avellanas

Ingredientes:

3 cucharadas de mantequilla

1 libra de coles de Bruselas picados

¼ de taza de avellanas picadas

3 cucharadas de agua

Procedimiento:

Precaliente el horno a 450 ° grados F.

Engrase una bandeja con mantequilla para evitar que el alimento se pegue.

Ase hasta que la mantequilla se derrita, se dore y comience a desprender su olor, de 4 a 6 minutos.

Retire la bandeja del horno; vierta los coles de Bruselas y las avellanas con la mantequilla, haste que doren y agregue sal y pimienta.

Devuélvalos al horno durante 7 minutos.

Retire y rocíe con un poco de agua.

Luego continúe asando alrededor de 7 a 9 minutos hasta que los coles estén suaves y ligeramente dorados.

Sirva.

Arroz Amarillo de Coliflor

Ingredientes:

1 cabeza de coliflor

2 cucharadas de aceite de oliva o coco

1 cucharadita de cúrcuma (turmeric)

sal y pimienta a gusto

1 cebolla finamente picada en cuadritos

2 a 3 dientes de ajo finamente picados

Procedimiento:

Lave, seque y luego triture en un procesador o en un rallador manual, el coliflor hasta que parezca arroz.

Caliente el aceite de oliva en un sartén y añada el ajo y la cebolla.

Salteé hasta que estén suave.

Añada al sartén el coliflor triturado con la cúrcuma mezcle bien. Cocine a fuego medio durante 2 minutos y mezclando de vez en cuando.

Sazone con sal y pimienta al gusto y mezcle bien.

Baje el fuego, tape y cocine durante 8 minutos.

Arroz de Coliflor

Ingredientes:

1 cabeza de coliflor

2 cucharadas de aceite de oliva o coco

sal y pimienta a gusto

Procedimiento:

Lave, seque y luego triture en un procesador o en un rallador manual, el coliflor hasta que parezca arroz.

Caliente un poco de aceite de oliva en un sartén y agregue el coliflor y cocine a fuego meido durante 2 minutos mezclando de vez en cuando.

Sazone con sal y pimienta al gusto y mezcle bien.

Baje el fuego, tape y cocine durante 8 minutos

Añada al sartén el coliflor triturado con la cúrcuma mezcle bien. Cocine a fuego medio durante 2 minutos y mezclando de vez en cuando.

Sazone con sal y pimienta al gusto y mezcle bien.

Baje el fuego, tape y cocine durante 8 minutos.

Sopa de Pollo y Coco Tailandesa

Ingredientes:

3 tazas de caldo de pollo

3 tazas de leche de coco

2 a 3 tallos de hierba de limón ("lemongrass)

Pieza de 2 pulgadas de la raíz de galanga, o sustituto de la raíz de jengibre, cortada en 8 a 10 rondajas

2 pechugas de pollo sin cocinar (ó 3 tazas) cocido y triturado

1 a 2 tazas en rodajas finas de setas "shiitake" de ostra (o cualquier otro champiñón/setas)

1 cucharada de salsa de pescado

1 lima

1 maso de cebollines cortados en rodajas finas

1 cucharada de hojas de cilantro picadas (opcionales)

2 o más chiles tailandeses u otro chile de elección

Procedimiento:

Hierva el caldo, retire la espuma que suba a la superficie y añada todos los ingredientes, excepto la salsa de pescado, el cilantro y la cebolla verde.

Cocine a fuego lento durante unos 15 minutos.

Sazone al gusto con sal y salsa de pescado.

Sírvalo en platos de sopa o tazas y decore con cilantro y cebolla verde.

Ensalada Caprese

Ingredientes:

3 tomates grandes cortados en rebanadas de ¼ de pulgada

1 taza de queso mozzarella cortado en rebanadas de ¼ pulgada

1 taza de hojas de albahaca fresca

1/3 de taza aceite de oliva

vinagre balsámico o vinagre de vino tinto

sal y pimienta al gusto

Procedimiento:

Corte los tomates y la mozzarella según desee presentar la ensalada.

Coloque el tomate, la mozzarella y las hojas de albahaca en una bandeja o platillo para servir. Puede colocarla una rodaja de tomate entre cada pieza de mozzarella y una hoja de albahaca.

Rocíe la ensalada de mozzarella y tomate con el aceite de oliva, vinagre balsámico (o vinagre de vino tinto), sal y pimienta al gusto.

Tomates Rellenos de Camarones y Mejillones

Ingredientes:

2 libras de mejillones frescos

2 tomates grandes (el más grande que pueda encontrar)

1 taza de camarones pelados y cocidos

1 taza de mayonesa veganaise o hecha en casa

¼ de taza de cebollines frescos y picados

2 cucharadita de jugo de limón fresco

2 cucharaditas de alcaparras picadas

Sal al gusto

Pimienta blanca al gusto

Ensalada mixta

Procedimiento:

Con un cuchillo afilado, raspe los mejillones para eliminar la "barba" Deseche los mejillones que estén abiertos.

Colóquelos en una olla con agua, tápelos y lleve a ebullición durante 2 minutos.

Remuévalos de la olla.

Con un cuchillo afilado y puntiagudo, corte un círculo grande de la parte superior de los tomates.

Saque la parte interior de los tomates, incluyendo las semillas.

En un recipiente grande, añada todos los ingredientes excepto los tomates y la ensalada mixta.

Rellene los tomates con la mezcla.

Sirva acompañado de ensalada.

Carbonada de Argentina

Ingredientes:

2 libras de carne guisada en cubos pequeños

1 cebolla picada

1 tomate grande, picado

1 ¾ taza caldo de carne preferiblemente hecho en casa

3 batatas cortados en cubos pequeños

1 calabaza de invierno (moscada), cortada en cubos pequeños

1 ½ taza de fruta picada (pueden ser peras frescas o albaricoques secos)

2 hojas de laurel

1 cucharada de pimentón (paprika)

Una pizca de comino en polvo

Sal y pimienta al gusto

Procedimiento:

En una olla grande con tapa, caliente mantequilla orgánica y luego dore la carne por todos los lados.

Añada la cebolla y cocine por 1 minuto.

Agregue el tomate, el pimentón, las hojas de laurel, el comino y una taza de caldo de carne.

Cocine a fuego lento durante unos 30 minutos.

Agregue las batatas, la calabaza, la fruta, sal y pimienta.

Cocine hasta que las verduras estén tiernas durante unos 40 minutos más.

Mientras se cocina, comprueba la cantidad de líquido.

Si está demasiado seca, agregue más caldo de carne.

Emparedado BLT de Portobello

Ingredientes:

6 lonjas de tocineta (de pavo o regular)

1 tomate pequeño en rodajas

1 taza de hojas de lechuga romana picada en pedazos pequeños

1 cebolla vidalia pequeña picadas en mitades y en rodajas finas

1 cucharada de mantequilla orgánica

4 hongos (setas) portobello grandes

2 cucharadas de mayonesa Paleo, veganaise o home made

Sal y pimienta al gusto

Procedimiento:

Caliente el sartén a fuego medio y derrita la mantequilla orgánica.

Añada las lonjas de tocineta y fría hasta que estén crujientes, remuévalas y colóquelas sobre toallas de papel para eliminar el exceso de grasa. Córtelas.

Reduzca el fuego, añada los hongos portobello con el tallo hacia arriba y salteé durante 3 minutos.

Corte el tallo.

Deje enfriar, rellene los hongos con la tocineta picada, el tomate, la lechuga romana, la cebolla y la mayonesa.

Cubra con el segundo hongo formando un emparedado.

Yuca Frita

Ingredientes:

2 yucas (mandioca) medianas (cerca de 6-8 pulgadas de largo cada uno)

3 - 4 cucharadas de aceite de coco o mantequilla orgánica

Sal marina y pimienta

Procedimiento:

Ponga unos 3 litros de agua a hervir.

Pele la yuca con un cuchillo afilado.

Corte en tiritas, aproximadamente 2.5 - 3 pulgadas de largo y ½ pulgada de espesor. (No las corte más delgado que esto, o quedarán demasiado duras cuando se doren) * NOTA: Se recomienda que la yuca se corte por la mitad y se retirae la parte fibrosa (centro).

Hierva las yuca durante 12 minutos. Procure que queden blandas, pero que no se desbaraten.

Mientras las yucas están en ebullición, precaliente el horno a 350 F

Añada 3-4 cucharadas de aceite de coco o mantequilla orgánica en una cacerola pequeña para hornear y caliente.

Escurra las yucas y póngalas en un envase. Vierta mantequilla sobre las yucas y mezcle todo para distribuir uniformemente.

Esparsa las yucas hervidas en una bandeja para hornear, y sazone con sal y pimienta.

Si desea, añada pimentón (paprika) o chile en polvo.

Horneé durante unos 15 minutos.

Retire del horno y voltear las yucas fritas.

Hornear durante otros 10-15 minutos, o hasta que estén dorada

SOPAS, ADEREZOS, DIPS, etc.

*** SOPAS, ADEREZOS, DIPS, etc. ***

Sopa de Pescado con Coco

Ingredientes:

1 lata de 14 onzas de leche de coco, (NO reducida en grasa)

3 tazas de caldo de pollo (hecho en casa u orgánico)

1 libra de pescado fresco, sin piel, cortado en cubos de 1 pulgada

Jugo de 1 ó 2 limones

2 cucharaditas de jengibre fresco pelado y rallado

1 ó 2 zanahorias cortadas en rueditas delgadas o julianas finas

3 pulgadas de hierba de limón ("lemongrass")

1 cabeza de coliflor separados en ramilletes pequeños y al vapor (opcional)

4 hojas de albahaca fresca picada

½ cucharadita o más de pasta de curry rojo tailandés

Pizca de Tabasco u otra salsa picante, al gusto (también puede utilizar el pimiento rojo o paprika)

Sal marina y pimienta negra recién molida, al gusto

½ libra de camarones pelados (opcional)

Procedimiento:

Coloque la leche de coco, el caldo de pescado, el jugo de limón, el jengibre, la zanahoria, la hierba de limón y el coliflor (si se utiliza), en una cacerola y lleve de fuego lento a medio alto.

Después de que hierva 5 a 10 minutos reduzca el fuego a lento y deje cocer.

Agregue las hojas de albahaca picadas, sazone con pasta de curry rojo y sal marina, al gusto.

Cuando el pescado esté cocido, unos 10-15 minutos, la sopa estará lista.

Añada los camarones al caldo después de cocinar a fuego lento durante 10 minutos y cocine otros 5 a 6 minutos.

Retire la hierba de limón y sirva adornado con albahaca cortada en rodajas finas.

Sopa de Vegetales y Res

Ingredientes:

1 libra de carne molida de res orgánica

2 Latas o cajitas de 32 oz de caldo de vegetales (o lo equivalente a 32 oz.)

2 cucharadas de mantequilla

5 tallos de apio (celery) picado

1/2 cebolla grande picada

Zanahorias y guisantes (opcional)

1/4 a 1/2 cucharadita de pimienta negra

Sal marina al gusto

2 tomates

1 manojo de espinacas

Procedimiento:

Derrita la mantequilla en una olla y añada el apio, la cebolla y la carne molida.

Cuando se dore la carne, añada el caldo de vegetales, la pimienta negra, la sal marina y los tomates.

Deje cocinar durante unos 10 a 15 minutos.

Añada las espinacas.

Guacamole Tradicional

Ingredientes:

2 aguacates maduros

1 cucharada de jugo de limón fresco

1 diente de ajo molido

1 tomate pelado y picado

3 cucharadas de chile verde (más o menos cantidad a su gusto, especialmente si es jalapeño)

1 cucharada de cilantro picado

1 cucharadita de sal

¼ cucharadita de pimienta blanca

Procedimiento:

Retire la pulpa de los aguacates con una cuchara y maje con tenedor hasta que quede suave.

Añada jugo de limón y los demás ingredientes.

Mezclelo todo, cubra con una envoltura de plástico y refrigere no más de un día.

Sopa de Gengibre y Zanahorias

Ingredientes:

1 libra de zanahorias cortadas en rodajas ½ pulgada de grosor

3 tazas de caldo de pollo (preferiblemente hecho en casa)

1 pulgada de jengibre fresco picado

1 cucharadita de jengibre seco

1 cucharadita de comino

4 a 6 cucharadas de mantequilla

2 cucharadas de jugo de naranja recién exprimido

Yogur o crema agria para decorar (opcional)

Cebollines picado para adornar

Cáscara de naranja para decorar

Sal y pimienta al gusto, si se desea

Procedimiento:

Añada las zanahorias y el caldo de pollo a la olla y cocine a fuego medio hasta que las zanahorias se suavicen, por 20 minutos más o menos.

Una vez cocidas, apague el fuego y añada el jengibre fresco, el jengibre seco, el comino, la mantequilla y el jugo de naranja.

Triture con una licuadora.

Añada el yogurt o crema agria (opcional) para un buen toque amargo.

Sazone con sal y pimienta al gusto, si lo desea.

Sirva con los cebollines y la ralladura de naranja.

Estofado de Tomate y Albóndigas

Ingredientes:

Para las albóndigas:

1½ libras de carne molida de res

1 cebolla pelada y finamente picada

2 dientes de ajo finamente picado

1 cucharadita de semillas de hinojo (fennel seeds)

2 a 3 cucharadas de mantequilla orgánica

1 cucharadita de sal al gusto

2 huevos orgánicos

Pimienta negra al gusto

Para el caldo:

4 zanahorias medianas cortadas en 2 trozos diagonales (cada una)

2 tallos de apio (celery) grandes (preferiblemente pelado), cortados en 2 trozos diagonales

2 latas de tomates Roma escurridos

1 cebolla, pelada y cortada en 8 trozos

4 dientes de ajo, machacados

1 cucharada de vinagre balsámico

2 tazas de carne de res o de pollo

¼ cucharadita de hojuelas de chile rojo (opcional)

Albahaca fresca picada para adornar

Procedimiento:

Albóndigas: Muela las semillas de hinojo y añada a todos los demás ingredientes en un envase, mezcle bien. Añada sal si es necesario.

Forme las albóndigas del tamaño de una pelota de golf y fría en la mantequilla orgánica previamente calentada en un sartén, hasta que estén bien doradas y firmes, por cerca de 5 minutos. Recuerde que las albóndigas se ponen a fuego lento en el guiso más tarde, por lo que en esta etapa no las cocine demasiado.

Retire las albóndigas y déjelas a un lado.

Para el caldo: Sofría en un sartén brevemente la cebolla y el ajo.

Añada el caldo, lleve a ebullición y añada todos los demás ingredientes, excepto los tomates y el vinagre balsámico.

Cubra con una tapa o con papel de aluminio y deje que hierva a fuego lento hasta que las zanahorias y el apio estén tiernos.

Añada las albóndigas, los tomates enteros y el vinagre balsámico y cocine a fuego lento sin tapar durante 15 minutos.

Sazone con sal si es necesario.

Sirva con albahaca picada.

Sopa Koreana Tradicional

Ingredientes:

¼ de taza de algas seca "wakame"

3 tazas de caldo de hueso de res

5 dientes de ajo picados

2 cucharadas de aceite de sésamo

2 cucharaditas de salsa de pescado

2 tallos de cebollines en rodajas finas

Procedimiento:

Remoje las algas secas en 2 tazas de agua durante 20 minutos.

Exprima las algas para sacarle todo el agua.

Píquelas en pedazos del tamaño de bocado.

Caliente el caldo a fuego medio-bajo y añada las algas y los ajos. Luego llevar a fuego lento.

Cocine durante 10 minutos para infundir el caldo con el sabor del ajo.

Revuelva en el aceite de sésamo y la salsa de pescado.

Sírvalo con las cebollas verdes.

Sopa de Remolacha con Ensalada Verde

Ingredientes:

Para la sopa de remolacha:

1 cucharada de aceite de coco o grasa animal

1 cebolla amarilla picada

1 hoja de laurel

4 dientes de ajo

4 tazas de remolacha peladas y cortadas en cubitos (alrededor de 3 remolachas)

1 ½ taza de zanahorias peladas y picadas

3 tazas de caldo de pollo preferiblemente hecho en casa.

Jugo de 1 limón o 1 cucharada de vinagre de vino tinto

½ cucharadita de sal marina

Pimienta negra recién molida

Eneldo o cebollines para adornar

Para la ensalada:

1 lechuga romana pequeña lavada y picada

1/3 de taza de vinagreta de chalote (shallot) o vinagre balsámico sin azúcar

Procedimiento:

Caliente el aceite o la grasa, la cebollas y el ajo en un sartén a fuego medio por 10 minutos hasta que estén suaves.

Añada la hoja de laurel, la remolacha, la zanahoria y el caldo de pollo.

Remuévalo y deje hervir.

Deje cocinar a fuego lento por 30 minutos, o hasta que las remolachas esten suaves para rebanar.

En el jugo de limón o en el vinagre de vino tinto añada la sal y la pimienta.

Licúe hasta tener la consistencia de puré y adorne con perejil fresco.

Vierta la vinagreta en la lechuga romana.

Caldo de Res con Huesos

Ingredientes:

4 libras de huesos de res

2 cebollas peladas y cortadas por la mitad

4 zanahorias peladas y picadas en trozos grandes

2 hojas de laurel

2 cucharaditas de tomillo fresco

4 clavos

4 tallos de apio (celery) picados

1 taza de perejil fresco

Procedimiento:

Precaliente el horno a 400 grados F.

Coloque los huesos, las cebollas y las zanahorias en un molde para hornear y ase durante 15 minutos o hasta que esté muy bien dorados.

Añada ½ pulgada de agua al molde para que no se quemen y ni se peguen al fondo.

Añada todo a una olla, incluyendo los residuos del fondo (ráspelo si es necesario), 6 litros de agua y todos los ingredientes restantes.

Deje hervir, reduzca a fuego lento y cocine tapado, durante 3 horas. Cuele el caldo y deje enfriar.

Cuando el caldo esté completamente frío, vierta en un jarrón de cristal de 1 cuarto de galón y refrigere para su uso posterior. Podría durar alrededor de una semana en el refrigerador; también se puede congelar en porciones individuales en bolsas de plástico seguras para el congelador.

Caldo de Pollo Estilo Paleo

Ingredientes:

1 pollo de 3 a 4 libras (preferiblemente una gallina vieja guisada), cortado en trozos

4 1/2 litros de agua

2 cebollas peladas y cortadas por la mitad

4 zanahorias, peladas y picadas en trozos grandes

2 hojas de laurel frescas

4 ramitas de tomillo fresco o 1 cucharada de tomillo seco

4 tallos de apio (celery), cortados en trozos grandes

4 clavos

1 manojo de perejil fresco

Procedimiento:

Añada todos los ingredientes para una olla grande, deje hervir, luego baje el fuego a lento y cocine tapado, durante 3 horas.

Mientras todavía esté caliente, cuele el caldo por un cedazo (colador). Una estopilla húmeda se puede utilizar para colar todas las partículas finas.

Cuando el caldo esté a temperatura ambiente, la olla puede ser colocada en un refrigerador durante unas pocas horas. Esto hará que la grasa se endurezca en la superficie. La grasa entonces puede ser desnatada y se utiliza para cocinar y lo hará mantener durante hasta 1 semana si se refrigera en un frasco cerrado herméticamente.

Caldo de Pescado

Ingredientes:

2 a 3 libras huesos de pescado y cabezas preferiblemente de pescado de carne blanca

1 cebolla entera pelada

3 clavos

2 hojas de laurel frescas

2 cucharaditas de tomillo fresco

1 zanahoria grande pelada y picada en trozos grandes

1/2 de taza de perejil fresco

2 tallos de apio (celery), picados

3 cucharadas de vinagre de sidra de manzana

4 1/2 cuartos de galón de agua

5 granos de pimienta negra enteros

1/2 cucharadita de sal marina (opcional)

Procedimiento:

Añada todos los ingredientes para una olla grande (no de aluminio), deje hervir, reduzca a fuego lento, cubra y cocine durante 45 minutos.

Cuele por un cedazo y deje enfriar.

Cuando el caldo esté fresco, llene jarrones de cristal y refrigere.

Sopa de Cereza de Hungría

Ingredientes:

2½ tazas de vino blanco dulce

1 libra de cerezas dulces, sin semillas

Jugo de 2 limones frescos

1 ½ taza de crema agria

Miel al gusto (opcional)

1 cucharada de licor "Kirsch" (opcional)

Canela (para espolvorear)

Procedimiento:

En una olla ponga el vino a hervir, añada las cerezas sin semillas. Baje el fuego a lento y cocine durante 3 a 5 minutos.

Retire del fuego y deje enfriar.

Haga un puré con las cerezas en un procesador de alimentos o licuadora con el jugo de limón y luego agregue la crema agria.

Añada el licor "kirsch", si se desea y miel si te gusta un poco más dulce. (Opcional)

Enfríe y después sirva con un poco de canela.

Sopa de Calabaza al Curry

Ingredientes:

4 tazas de calabaza asada

1 cucharada el aceite de coco

3 tazas de caldo de pollo preferiblemente hecho en casa

1 cucharada de mantequilla

1 cebolla mediana finamente picada

1 diente de ajo picado

2 cucharadita de polvo de curry suave

1/8 cucharadita de cardamomo en polvo

1 lata de 13½ onzas de leche de coco

Sal marina y pimienta negra al gusto

1½ cucharada de cilantro, picado para adornar

Procedimiento:

Precaliente el horno a 350 F.

Corte la calabaza por la mitad, sáquele las semillas y la médula y frote con aceite de coco. Coláquelas con la parte cortada hacia abajo en una bandeja para asar y horneé durante 30 a 40 minutos.

Una vez cocido deje enfriar y luego sáquele la pulpa.

En un procesador de alimentos procese la calabaza y el caldo de pollo hasta que esté suave.

Derrita la mantequilla en una cacerola a fuego medio, agregue la cebolla y saltear hasta que esté suave y ligeramente doradas unos 8 minutos.

Agregue el ajo y las especias y cocinar durante 1 minuto.

Añada la leche de coco, páselo al procesador de alimentos o licuadora con la mezcla de la calabaza y el caldo de pollo y licuar hasta que quede completamente suave.

Transfiera la sopa a una olla grande y deje que hierva a fuego lento a durante 10 minutos.

Sirva decorando con el cilantro.

Sopa Francesa de Cebolla

Ingredientes:

4 a 5 tazas de cebolla, en rodajas finas en semicírculos

2 cucharadas de mantequilla orgánica

1 ½ tazas de caldo de carne de res

1 cucharada de hojas de tomillo fresco

½ cucharadita de sal

Pimienta al gusto

5 oz de queso Gruyere (o alguno otro sino consigue este) rallado o en rodajas finas

Procedimiento:

Caliente la mantequilla orgánica en una olla grande a fuego medio.

Añada la cebolla y cocine, revolviendo, hasta que se reducen de su tamaño original de 5 tazas a 1 taza entre 30 minutos a una hora o haste que se doren un poco, pero que no se quemen.

Añada el caldo y mezcle.

Agregue el tomillo, la sal y la pimienta; mezcle y lleve a fuego lento. Cocine por 5 minutos.

Prenda el horno en "broil" (modo de asar) a temperatura alta.

Vierta la sopa en tazas o moldes mientras está todavía caliente, cubra con queso Gruyere y póngalo en la parrilla del horno durante 3 a 5 minutos, o hasta que estén dorados.

Sopa de Salmón

Ingredientes:

3 rebanadas de tocino (de pavo o regular)

1 cebolla pequeña finamente picada

1 cucharadita de eneldo seco o 1 cucharada de eneldo fresco picado (opcional)

1 hoja de laurel

pimienta negra, al gusto

⅛ cucharadita de pimienta de cayena, o al gusto (opcional)

2 tallos de apio (celery), cortado en trozos pequeños

1½ a 2 tazas de nabos finamente picados pelados o pequeñas flores de coliflor

1½ tazas de caldo de pollo, preferiblemente hecho en casa

1 pote de 7.5 onzas de salmón rojo en trozos

1 lata de 14 onzas de leche de coco

Eneldo picado adicional para adornar

Procedimiento:

Cocine el tocino en una sartén grande a fuego medio-bajo, hasta que el tocino suelte toda la grasa.

Agregue la cebolla, el eneldo, la hoja de laurel, la pimienta negra, y la cayena, cocine hasta que el tocino esté un poco crujiente.

Añada los apio, los nabos o la coliflor y el caldo de pollo, y cocine a fuego lento hasta que las verduras estén casi tiernas; unos 5-7 minutos.

Añada los trozos de salmón y cocine a fuego lento unos minutos más para que se cocine por dentro.

Agregue la leche de coco. Lleve a ebullición lenta y cocine a fuego lento durante unos minutos. Retirar la hoja de laurel.

Sopa de Huevo y Limón

Ingredientes:

Para la sopa:

8 tazas de caldo de pollo, preferiblemente hecho en casa

Cáscara de 2 limones

2 clavos enteros

2 huevos, más 2 yemas de huevo (preferiblemente orgánico a temperatura ambiente)

Jugo de 2 limones

1 calabacín finamente picado o rallado

1 cucharadita de sal marina

Cebollines cortados en rodajas finas para adornar

Para la ensalada:

2 cabezas de lechuga romana, lavadas y picadas

1 taza de vinagreta de chalote (cebolla)

Procedimiento:

Ponga el caldo de pollo a hervir a fuego lento en una olla.

Añada la ralladura de limón, los clavos y una pizca de sal.

Deje hervir a fuego lento durante 10 minutos.

Retire la cáscara de limón y los clavos de la olla.

Para moderar los huevos, primero bátalos ligeramente con el jugo de limón. Incluya tanto los huevos enteros como las yemas de huevo.

Bata lentamente en ¾ taza de caldo caliente. Si lo hace poco a poco tendrá una textura más suave.

Añada la mezcla de caldo y huevo en la olla.

Añada el calabacín y reduzca el fuego a muy bajo.

Se remueve la sopa constantemente por unos 5 minutos, no permitir que la sopa hierva.

Retire del fuego y sirva tibio con los cebollines.

Mezcle la lechuga romana con la vinagreta en un recipiente grande y sirva al lado de la sopa.

Sopa Persa de Calabaza Moscada

Ingredientes:

2 libras y 10 onzas de calabaza moscada pelada, sin semillas y cortada en cubitos iguales

1 cebolla pequeña picada en mitades iguales

2 cucharaditas de canela en polvo

2 cucharaditas de nuez moscada en polvo

2 cucharaditas de pétalos de rosa picaditos para decorar

1 cucharadita de comino en polvo

1 cucharadita de cardamomo en polvo

2 cucharadas de mantequilla orgánica o aceite de coco derretidos (consistencia líquida)

1-2 cucharadas de mantequilla orgánica o aceite de coco

4 tazas de caldo de pollo preferiblemente hecho en casa

½ a 1 taza de leche de coco

Sal gruesa y pimienta blanca al gusto

Procedimiento:

Precaliente el horno a 425 grados F.

Cubra una bandeja grande con papel encerado.

En un envase grande, coloque la calabaza moscada y añada una cucharadita de canela en polvo, una de nuez moscada, ½ cucharadita de comino y ½ de cardamomo en polvo.

Bata hasta mezclar.

Coloque la calabaza sazonada en la bandeja para hornear y encima, échele 2 cucharadas de mantequilla orgánica o aceite de coco derretido.

Horneé durante 45 a 50 minutos hasta que la calabaza este suave. Cuando esté lista, remuévala y déjela reposando.

Caliente una olla a fuego medio y añada 1 ó 2 cucharadas de la mantequilla orgánica o aceite de coco.

Añada la cebolla y deje cocinar hasta que se dore.

Añada los otros ingredientes: 1 cucharadita de canela, 1 cucharadita de nuez moscada, 1 cucharadita de pétalos de rosa triturados, ½ cucharadita de comino en polvo, ½ cucharadita de cardamomo en polvo. Revuelva para mezclar y cocine hasta que el olor salga.

Agregue la calabaza asada a la olla y mezcle todo.

Utilice una batidora de mano para mezclar la sopa.

Sazonar al gusto y sirva con los pétalos de rosa restantes en la parte superior.

Sopa de Pizza

Ingredientes:

1 cucharada de mantequilla orgánica

3 dientes de ajo picados

3 ramitas de tomillo picadas

1 cebolla picada

1 pote de seis onzas de pasta de tomate

1 lata de 28 onzas de tomate entero en su líquido

¼ de taza de agua

1 libra de salchicha italiana

1 lata de 14 onzas de caldo de carne

½ pimiento rojo picado

6 setas picadas

1 paquete de 5 onzas de pepperoni

1 lata de 2.25 onzas de aceitunas negras

Hojuelas de pimienta roja

Procedimiento:

En una olla grande, derrita la mantequilla orgánica a fuego medio-alto. Agregue el ajo, el tomillo y la mitad de la cebolla. Salteé durante 3-5 minutos o hasta que la cebolla esté caramelizada.

Agregue la pasta de tomate, los tomates enteros y el agua y deje que hierva.

Reduzca el calor y cocine a fuego lento durante 20 minutos.

Coloque la base de tomate en una licuadora y mezcle hasta que esté completamente suave.

Cocine la salchicha italiana en una sartén a fuego medio-alto. Troce la salchicha según se vaya cocinando con una espátula.

Salteé el pimiento, la cebolla restante y las setas en una olla grande durante 5 minutos.

Agregue el caldo de carne, la sopa de tomate y la salchicha italiana. Cocine a fuego lento hasta que esté listo para servir.

Corte a la mitad las rebanadas de pepperoni y dórelas en un sartén pequeño a fuego medio alto.

Servir la sopa en un tazón y colocar los pepperoni dorados, unas pocas aceitunas y hojuelas de pimiento rojo trituradas por encima.

Sopa de Tomate y Albahaca

Ingredientes:

4 latas de tomates enteros, triturados, preferiblemente sin azúcar añadida

2 tazas de jugo de tomate

2 tazas de caldo de vegetales o pollo

12 ó 14 hojas de albahaca fresca

1 taza de leche de coco

¼ libra de mantequilla orgánica

Sal y pimienta negra triturada al gusto

Procedimiento:

Combine los tomates, el jugo y el caldo en una olla.

Cocine a fuego lento durante 30 minutos.

Haga un puré, junto con las hojas de albahaca, en una licuadora o una mezcladora de mano.

Agregue la leche de coco y la mantequilla mientras se mueve a fuego lento.

Mezcle y sirva.

Sopa de Pollo y Vegetales

Ingredientes:

1 cucharada de aceite de coco

1 cebolla mediana picada por la mitad

3 zanahorias medianas picadas por la mitad

1 calabacín picado por la mitad

¼ de calabaza moscada mediana picada en cubos

12 onzas de hongos (setas), picados en cubitos

2 a 4 tazas de pollo desmenuzado

1 cucharadita de tomillo seco

1 a 2 cucharaditas de romero seco y albahaca seca

½ a 1 cucharadita de comino molido

1 cucharada de vinagre de sidra de manzana

Sal y pimienta

1/2 lata o cajita de caldo de pollo (o hecho en casa mejor)

Limón (opcional)

Procedimiento:

En una olla de sopa grande caliente el aceite de coco.

Añada las verduras y el pollo desmenuzado en la olla.

Añada las hierbas, el comino, el vinagre de sidra de manzana, sal y pimienta y mezcle todo.

Añada el caldo de pollo, revuelva, cubra con la tapa y deje hervir a fuego lento por alrededor de una hora.

Sirva con un poco de jugo de limón fresco sobre la sopa.

Sopa de Espaguetis de la Abuela

Ingredientes:

1 libra de salchicha italiana

1 libra de carne molida (pavo, pollo o res)

2 latas de 15 onzas de tomate en cubitos

4 tazas de caldo de carne, preferiblemente hecho en casa

1 libra de calabacín cortado en cubitos

1 pimiento verde mediano

1 taza de apio (celery), cortado en rodajas finas

½ cebolla grande picada

1 cucharada de especias italianas

½ cucharada de albahaca seca

½ cucharada de orégano seco

½ cucharada de sal

¼ cucharada de pimienta

¼ cucharada de ajo en polvo

Procedimiento:

En un horno holandés u olla grande, dore la salchicha y la carne molida a fuego medio.

Escúrrala y añada el resto de los ingredientes. Deje hervir.

Reduzca el calor, cubra y cocine a fuego lento hasta que las verduras estén tiernas por aproximadamente 1 hora.

Sopa de Coliflor de la India

Ingredientes:

1 a 2 taza de aceite de coco

1 cebolla grande picada

2 a 4 zanahorias picadas

3 dientes de ajo picados

1 cabeza de coliflor picada

3 tazas de caldo de vegetales (puede ser de pollo o carne)

1 taza de agua

3 cucharaditas de semillas de mostaza oscura

2 cucharaditas de semillas de comino

1 cucharadita de cilantro molido

1 cucharadita de cúrcuma molida

1 cucharadita de sal

1 taza de jugo de limón

Pimienta negra al gusto

Pimienta roja machacada al gusto

Procedimiento:

Caliente el aceite de coco a fuego medio-alto y sofría las cebollas, las zanahorias y los dientes de ajo durante unos 5 o más minutos hasta que estén suaves.

Eche el coliflor, las semillas de mostaza, el comino, el cilantro y la cúrcuma.

Cuando la coliflor esté suave, agregue el caldo de carne o de vegetales y el agua.

Cocine a fuego lento durante 10-15 minutos.

Mezcle en el procesador de alimentos hasta que quede lisa (cuidado con el líquido caliente).

Cocine a fuego lento durante otros 10 minutos.

Agregue la sal, pimienta, jugo de limón y pimienta roja machacada.

Decorar con cilantro fresco.

Sopa de Tubérculos Ahumados

Ingredientes:

2 cucharadas de mantequilla orgánica

1 cebolla dulce

3 rábanos orgánicos medianos

5 zanahorias medianas

3 remolachas medianas

3 rodajas de tocino (de pavo o regular)

¼ taza de caldo de hueso

2/4 de galón de agua

sal y Pimienta

1 cucharada de mezcla de hierbas secas (tomillo, romero, orégano)

½ cucharadita de chiles secos

Procedimiento:

Derrita la mantequilla en una olla.

Rebane la cebolla finamente y agregue a la mantequilla a fuego lento.

Caliente la cebolla durante unos 5 minutos.

Mientras tanto lave y corte las verduras en trozos pequeños (aproximadamente 1 pulgada de largo).

Añada las hierbas y las verduras a la olla, mezclando bien con las cebollas.

Corte las rodajas de tocino en trozos pequeños y échelos en la olla, agitando durante otros 5 minutos.

Agregue el caldo y el agua, suba a fuego alto y deje hervir.

Reduzca el fuego y cubra la olla.

Cocine a fuego lento durante aproximadamente 1 hora y media o hasta que las verduras estén tiernas.

Sopa de Mollejas

Ingredientes:

1 cucharada de mantequilla orgánica

1½ a 2 libras de mollejas de pollo

2 rábanos pequeños pelados y picados

3 calabazas amarillas cortadas en rodajas

1 pimiento rojo sin semillas y rebanado

4 dientes de ajo

1 ajo puerro rebanado

Sal marina molida, al gusto

Pimienta negra molida, al gusto

2 tazas de caldo de carne

4 tazas de agua

Procedimiento:

Derrita la mantequilla orgánica en una olla. Añada las mollejas y dore por 10 minutos.

Agregue la calabaza, los rábanos, los ajos, el ajo puerro, la sal y la pimienta y caliente por 2 minutos.

Agregue el caldo de carne y el agua. Suba el fuego a medio alto.

Reduzca a fuego bajo y deje hervir durante 1 hora.

Sopa de Fideos y Albóndigas

Ingredientes:

Para las albóndigas:

2 tazas de caldo de hueso (pollo o ternera)

1 libra de carne de res orgánica molida

½ taza de cebolla finamente picada

2 cucharadas de mantequilla orgánica

1 cucharadas de perejil seco orgánico

2 cucharadas de sal marina

½ cucharada de pimienta negra

2 yemas de huevo

Para la sopa:

6 tazas de caldo de hueso (de res o de pollo)

1 taza de fideos de calabaza (ver la próxima receta de "espaguetis de calabacín")

4 hongos "Shiitakes" rebanados

½ taza de cebolla picada

½ taza de zanahoria peladas y picadas en cubitos

Procedimiento:

En un sartén pequeño salteé ½ taza de cebolla finamente picada en mantequilla orgánica hasta que esté suave.

Combine las cebollas salteadas, la carne molida, el perejil, la sal marina, la pimienta y las yemas de huevos. Mezcle bien y forme las albóndigas del tamaño de una cucharada.

En una olla grande hierva a fuego lento 2 tazas de caldo, eche las albóndigas y dejar cocinar a fuego lento hasta que estén hechas.

Agregue las 6 tazas de caldo de carne, los hongos, las cebollas y las zanahorias a las albóndigas y deje hervir a fuego lento hasta que los vegetales estén hechos.

Servir la sopa con los fideos de calabaza.

Espaguetis de Calabacín

Ingredientes:

2 calabacines grandes

1 cucharada de aceite de oliva

4 cucharadas de agua

Sal y pimienta al gusto

Procedimiento:

Con la ayuda de un pelador, corta los calabacines en listones, retirando las semillas. Luego corta, cada listón en tiras delgadas. También puedes utilizar un cortador de verduras en espiral para cortar los calabacines en forma de espagueti.

Agregue la calabaza, los rábanos, los ajos, el ajo puerro, la sal y la pimienta y caliente por 2 minutos.

Calienta el aceite en un sartén a fuego medio. Agrega el "espagueti" y saltea en el aceite caliente durante 1 minuto. Agrega el agua y cocina a fuego lento hasta que estén suaves, entre 5 y 7 minutos.

Sazone con sal y pimienta.

Crema de Pollo

Ingredientes:

½ taza de aceite de coco, aceite de oliva, mantequilla orgánica

2 tallos de apio (celery) finamente cortados en cubitos

2 zanahorias medianas finamente cortadas en cubitos

6 tazas de caldo de pollo

½ taza de arrurruz (arrowrrot)

½ taza de agua fría

1 cucharadita de perejil seco

½ cucharadita de tomillo seco

1 hoja de laurel

2 cucharaditas de sal (o menos si el caldo es salado)

3 tazas de pollo cocido, en cubos

1½ taza de leche de coco (o puré de coliflor)

Procedimiento :

Coloque el aceite en una olla de sopa grande a fuego medio. Agregue el apio y las zanahorias.

Cocine, revolviendo de vez en cuando, hasta que esté suave, de 10 a 15 minutos.

Añada el caldo. Si usa la arrurruz, colóquelo y añada ½ taza de agua fría en un tazón pequeño y bata para mezclarlo y añádalo a la olla junto con el perejil, el tomillo, la hoja laurel y la sal.

Cocine, revolviendo de vez en cuando, hasta que burbujeé y espese (si se usa el arrurruz).

Reduzca el calor, lo suficiente para mantener la ebullición y cocine revolviendo ocasionalmente durante 15 minutos.

Agregue la leche de coco (o puré de coliflor) y el pollo. Dejar calentar.

Esta es una sopa bastante espesa; si la desea más liquida, agregue más agua, caldo, o leche de coco.

Retire la hoja de laurel justo antes de servir.

Sopa de Ajo y Limón

Ingredientes:

1 cucharada de mantequilla orgánica o aceite de oliva

1 cucharada de ajo fresco machacado y picado

6 tazas de caldo (puede ser de setas o de pollo)

2 huevos orgánicos

1/3 a ½ taza de jugo de limón fresco

1 cucharada de polvo de arrurruz (arrowroot)

¼ de cucharadita de pimienta blanca molida

Cilantro fresco picado o perejil, si lo desea

Procedimiento:

En una olla grande de 4 cuartillos, caliente el la mantequilla o el aceite a fuego medio-alto y salteé el ajo por 1-2 minutos.

Reserve ½ taza del caldo para mezclar con los huevos. Agregue las 5 ½tazas restantes del caldo en la olla con el ajo y mezcle. Hierva a fuego lento.

En un tazón pequeño, bata los huevos, el jugo de limón, el arrurruz, la pimienta blanca y la ½ taza de caldo que se reservó.

Vierta la mezcla en el caldo a fuego lento y revuelva hasta que todo se espese, esto sólo llevará unos minutos.

Sirva la sopa caliente con cilantro fresco o perejil.

Sopa de la Esmeralda

Ingredientes:

1 pepino

1 aguacate maduro

1 manojo de cilantro pequeño, incluyendo tallos

2 racimos de espinaca (o ½ libra de espinacas tiernas)

1 taza y ½ de melón o sandía picada

Jugo de 2 limones

½ taza de jugo de lima

½ taza de aceite de coco

Procedimiento:

Muela los ingredientes en un procesador de alimentos.

Sirva a temperatura ambiente.

Sopa de Calabaza y Chorizo

Ingredientes:

1 cucharada de aceite de oliva

1 cebolla picada

4 dientes de ajo picados

1 cucharadita de mejorana seca

1 cucharadita de orégano mexicano seco

½ cucharadita de comino molido

2 latas de 15 onzas de puré de calabaza (o lo equivalente a 15 onzas de calabaza en puré hecha en casa)

3 tazas de caldo de pollo, preferiblemente hecho en casa

½ libra de chorizo recién molido

1 cucharadita de sal

½ cucharadita de pimienta negra al gusto

Cilantro fresco picado para decorar

Procedimiento:

Caliente el aceite de oliva en una sartén grande a fuego medio durante un minuto.

Añada la cebolla y salteé hasta que esté caramelizada, por unos 6 minutos.

Añada el ajo y las especias; salteé hasta que se aromatice, unos 30 segundos.

Agregue el puré de calabaza y caldo de pollo. Mezcle bien.

Cubra y llévelo a fuego lento. Cocine durante 20 minutos para permitir que los sabores se mezclen bien.

Cuando la sopa hierva, salteé el chorizo en un sartén aparte a fuego medio hasta que esté bien cocido, por unos 5 minutos. Luego déjelo a un lado.

Mezcle la sopa con una batidora manual hasta que esté suave.

Agregue parte del chorizo y sazone al gusto. Si está muy espesa, añada un poco de agua.

Sirva la sopa con cilantro picado y los pedacitos de chorizoque había reservado.

Sopa de Zanahoria

Ingredientes:

2 cucharadas de aceite de coco

1 cebolla pequeña picada

5 zanahorias grandes picadas (alrededor de 1 libra)

1 manzana verde picada

½ onza de jengibre fresco picado

1/3 taza de jugo de naranja

1 lata de leche de coco

2 tazas de caldo de pollo o agua

⅛ de cucharadita de pimienta de cayena (opcional)

6 gotas de "stevia" (opcional)

Limón fresco para adornar

Procedimiento:

Caliente el aceite de coco en una olla grande.

Salteé la cebolla, la zanahoria y la manzana en el aceite de coco hasta que estén tiernos.

Añada el jengibre a la cacerola.

Agregue el jugo de naranja, la leche de coco y el caldo a la olla

Ponga en una licuadora y mezcle suavemente hasta que se haga puré.

Vuelva la mezcla a la olla para recalentar. Si desea, puede añadir la pimienta de cayena y la "stevia".

Sirva con limón fresco.

Sopa de Naranja y Jenjibre

Ingredientes:

1 calabaza grande

½ cucharadita de aceite de oliva

Sal y pimienta al gusto

2 tazas de caldo de pollo o vegetales

¼ de taza de leche de coco

¼ de taza de jugo de naranja fresco exprimido

1 cucharadita de cáscara de naranja

¾ de cucharadita de jengibre en polvo

1 cucharada de aceite de coco

Una pizca de pimienta de cayena

Semillas de granada y/o almendras en rodajas, para servir

Procedimiento:

Precaliente el horno a 400 ° grados F.

Corte la calabaza a la mitad y sacar todas las semillas.

Frote cada mitad con aproximadamente ¼ de cucharadita de aceite de oliva y rocíe sal y pimienta.

Colóquelas en una bandeja forrada con papel de aluminio. Asar con el lado cortado hacia arriba, hasta que estén tiernas (apróximadamente una hora).

Cuando la calabaza esté lo suficientemente fría para manipularla, saque la pulpa y colóquela en una cacerola mediana o en una licuadora si no tiene una sino tiene una manual.

Agregue los ingredientes restantes y procese hasta que este suave.

Coloque la cacerola a fuego medio y cocine, mezclando a menudo, hasta que se caliente.

Sirva caliente y decore semillas de granada y/o almendras en rodajas.

Sopa de Verduras de Invierno Asada

Ingredientes:

2 cebollas grandes cortadas en 8 pedazos

2 batatas dulces grandes peladas y cortadas en cubos de 1 pulgada

2 libras de zanahorias peladas y cortadas en cubos de 2 pulgadas

1 cabeza de ajo (pelados)

4 cucharadas de aceite de coco

Sal marina y pimienta al gusto

2 tazas de caldo de pollo, preferiblemente hecho en casa

3 cucharadas de jarabe de arce puro (grado B)

Yogurt griego, "kéfir" o crema (opcional)

Procedimiento:

Precaliente el horno a 425 grados F.

Distribuya uniformemente las cebollas, el ajo, las batatas dulces y las zanahorias en una bandeja; es probable que necesite dos bandejas.

Cubra las verduras con aceite de coco. Se puede derretir el aceite antes de si está sólido o espere hasta que se derrita en el horno.

Sazone ligeramente con sal marina y pimienta.

Asar durante 25-35 minutos hasta que las verduras estén tiernas, voltéelas a mitad de cocción.

Cuando las verduras se han dorado, transfiéralas a la estufa en una olla grande. Añada caldo de pollo suficiente para cubrir las verduras 1 pulgada por encima.

Ponga la tapa y deje hervir. Reduzca el fuego y cocine a fuego lento un poco destapado durante 10 minutos.

Haga el puré de la sopa con una licuadora.

Sazone con sal y pimienta si es necesario.

Sirva con un poco de crema o yogurt por encima, si lo desea.

Sopa de Batata Dulce

Ingredientes:

½ cucharada de mantequilla orgánica

½ cebolla

1 a 1 ½ libras de batata dulce

4 tazas de caldo de vegetales

½ cucharadita de sal (al gusto)

¼ de taza de leche de coco

Procedimiento:

Derrita la mantequilla orgánica a fuego medio alto en una olla de sopa.

Pique la cebolla y añádala a la olla. Cocine hasta que comience a ablandar, por unos 5 minutos.

Pele y corte la batata dulce. Añádala a la olla y mueva para cubrir con mantequilla.

Añada el caldo de vegetales y hierva a fuego alto.

Reduzca el fuego y déjelo cocinar a fuego lento durante 35 minutos. Cuando las batatas estén suaves, retire del fuego y licue todos los ingredientes.

Agregue sal al gusto y la leche de coco.

Revuelva para combinar y caliente todo antes de comer.

Sopa de Espinaca, Calabacín y Salchichas

Ingredientes:

1 a 1¼ libras de salchichas italianas

1 cebolla roja grande cortada en cubitos

1 taza de apio (celery) picado

4 dientes pequeños de ajo picados

1 cucharada de semilla de hinojo machacado

½ cucharadita de ajo en polvo

2 calabacines medianos cortados en cubitos

2 cucharadas de pasta de tomate

1 lata de tomates triturados (o 1 taza de tomates frescos cortados)

2 tazas de agua (más o menos de acuerdo de lo cremoso que lo desee)

1 bolsa de 5 onzas de espinacas bebés, picadas

Sal al gusto

Procedimiento:

Caliente una cucharada de aceite de coco o aceite de oliva a fuego medio alto.

Agregue la salchicha y comience a romperla hasta que se dore.

En una olla, añada el apio y las cebollas y cocine revolviendo de vez en cuando, hasta que las verduras comiencen a suavizarse; por unos 5-8 minutos.

Agregue el hinojo machacado, el ajo en polvo y revuelva para mezclar con la carne y la verdura.

Agregue la pasta de tomate y revuelva.

Añada a la olla los tomates, el agua, el calabacín y las espinacas picadas.

Cocine hasta que los vegetales estén tiernos; por unos 10 minutos.

Sopa de Pollo y Tocineta

Ingredientes:

4 dientes de ajo picados

1 puerro pequeño, limpio y cortado en rodajas

2 tallos de apio (celery), cortados en cubitos

6 onzas de setas "crimini" picadas en rodajas

1 cebolla mediana picada en rodajas finas

4 cucharadas de mantequilla orgánica

2 tazas de caldo de pollo, preferiblemente hecho en casa

1 libra de pechuga de pollo

8 onzas de queso crema

1 taza de crema espesa ("heavy cream")

1 libra de tocino (de pavo o regular), cocido, crujiente y picado

1 cucharadita de sal marina

1 cucharada de pimienta negra

1 cucharadita de ajo en polvo

1 cucharadita de tomillo seco

Procedimiento:

Caliente una olla de cocción lenta, a fuego bajo.

Añada el ajo, la cebolla, el puerro, el apio, el chalote, 2 cucharadas de mantequilla, 1 taza de caldo de pollo, sal marina y pimienta negra.

Cubra y cocine las verduras a fuego lento durante 1 hora.

Mientras las verduras se cocinan; en un sartén grande a fuego medio-alto, salteé las pechugas de pollo en las 2 cucharadas restantes de mantequilla hasta que estén doradas en ambos lados. (Alrededor de 5 minutos de cada lado)

Retire el pollo, deje a un lado y con el resto de la taza de caldo de pollo, desglaseé el sartén.

Usando una espátula de goma, raspe los pedacitos del pollo que quedaron pegados a la cacerola, agréguelo todo a la olla.

Añada la crema espesa, queso crema, ajo en polvo y tomillo a la olla de cocción lenta.

Revuelva hasta que estén bien mezclado de manera que no haya trozos visibles de queso crema.

Una vez que el pollo se ha enfriado, córtelos en cubos y añádalos a la olla, junto con el tocino.

Revuelva hasta que todos los ingredientes estén bien combinados, cubra y deje cocinar durante 6-8 horas.

Sopa de Tomate Rostizado y Pimiento Morrón

Ingredientes:

1 libra de tomates frescos cortados en cubos

1 pimiento rojo picado

1 cebolla roja mediana picada

1 cabeza de ajo pelada

1 cucharada de aceite de oliva

1 cucharada de mantequilla orgánica

1 cucharadita de sal

½ cucharadita de pimienta negra molida fresca

1 cucharadita de orégano

¾ de taza de caldo de pollo, (hecho en casa de preferencia)

15 onzas de salsa de tomate en lata

Crema "fraiche" y cebollinos para decorar

Procedimiento:

Precaliente el horno a 375 grados F.

Coloque el tomate, el pimiento rojo y la cebolla en una bandeja para hornear. Rocíe con aceite de oliva y espolvorear con condimentos.

Corte la mantequilla en trozos pequeños y póngalos sobre los vegetales.

Asar durante 30 minutos, volteándolos a los 15 minutos.

Deje que las verduras asadas se enfríen durante 10 minutos.

En una licuadora haga un puré con las verduras, el caldo y la salsa de tomate hasta que este suave o espeso.

Caliente la sopa en una olla y deje cocinar lentamente durante unos minutos para que se mezclen los sabores.

Sirva caliente con crema "fraiche" y cebollinos.

Sopa Cremosa de Pollo con Coco y Chile Verde

Ingredientes:

2 libras de pechugas o muslos de pollo orgánico picados en pedazos pequeños

6 zanahorias picadas en trozos pequeños

1 cebolla mediana blanca cortada en cubitos

1 taza de chiles verdes

1 cucharada de caldo de pollo, preferiblemente hecho en casa

1 cucharadita de ajo granulado

1 cucharadita sal de mar

½ cucharadita de comino en polvo

½ cucharadita de cilantro en polvo

¼ cucharadita pimienta negra molida

2-3 cucharadas harina de coco

1 taza de leche de coco o crema de coco

Cilantro y lima

Procedimiento:

Coloque el pollo en una cazuela.

Corte la cebolla y las zanahorias y agréguelas al pollo.

Añada los chiles verdes cortados en cuadritos, el caldo de pollo, el ajo, la sal, el comino, el cilantro y la pimienta negra.

Revuelva hasta que estén bien mezclados.

Cubra y cocine a fuego lento durante 5 horas.

Apróximadamente 10 minutos antes de servir, mezcle la leche o crema de coco con la harina de coco. La harina de coco ayudará a espesar un poco la sopa.

Sazone con sal de ser necesario.

Adorne con cilantro fresco y un chorrito de jugo de lima.

Sopa Pavo y Coco Tailandesa

Ingredientes:

1 cucharada de aceite

1 cebolla, cortada en rodajas

Un puñado de setas "shiitake" (o Lentinula edodes), cortadas por la mitad

3 dientes de ajo finamente picados

1 pedazo de 1 pulgada de jengibre picadito en julianas

Un puñado de tomates cherry

4 tazas de caldo de pavo (puede sustituir por caldo de pollo)

1 taza de carne de pavo (o pollo) cocido y desmenuzado

½ taza de leche de coco

1½ cucharadas de pasta de curry tailandesa verde

1 cucharada de salsa de soya (o tamari gluten free)

1 pimiento

2 puñados de germinados (alfalfa, bruselas, brócoli, etc.)

Sal al gusto

Un puñado de cilantro

1 cucharada de sriracha o chili fermentado (opcional)

Procedimiento:

Caliente el aceite en una olla grande a fuego medio alto.

Agregue las cebollas y cocine hasta que empiecen a ablandarse.

Añada las setas "shiitake" y cocine durante unos 5 minutos, o hasta que estén suaves.

Agregue el ajo, el jengibre y los tomates cherry y cocine por 1 minuto más. Luego, el caldo de pavo, la carne de pavo, la leche de coco, la pasta de "curry" y la salsa de soja.

Deje que se cocinen durante 2 minutos a fuego bajo.

Retire del fuego y agregue el pimiento y los germinados.

Sazone con sal de ser necesario.

Vierta en tazones grandes y decore con cilantro y sriracha.

Sopa de Tortilla Estilo Paleo

Ingredientes:

2 pechugas de pollo grandes, sin piel y cortadas en tiras de ½ pulgada

1 lata de 28 onzas de tomates cortados en cubitos

32 onzas de caldo de pollo orgánico

1 cebolla dulce cortada en cubitos

2 jalapeños, sin semillas y en cubitos

2 tazas de zanahorias ralladas

2 tazas de apio (celery) picado

1 manojo de cilantro bien cortado

4 dientes de ajo picados

2 cucharadas de pasta de tomate

1 cucharadita de chile en polvo

1 cucharadita de comino

Sal marina y pimienta fresca y molida al gusto

Aceite de oliva

1 ó 2 tazas de agua

Cilantro y Rodajas de agucate (opcional)

Procedimiento:

Caliente la olla a fuego medio-alto.

Coloque una pizca de aceite de oliva y aproximadamente ¼ taza de caldo de pollo.

Añada las cebollas, el ajo, el jalapeño, la sal marina y la pimienta y cocine hasta que estén suaves, añadiendo más caldo según sea necesario.

A continuación, agregue todos los ingredientes restantes y el agua suficiente para llenar la olla hasta la parte superior. Cubra y deje cocinar a fuego lento durante aproximadamente 2 horas, ajustando la sal y pimienta según sea necesario.

Una vez que el pollo está completamente cocido, se triturará muy fácilmente (puede utilizar un tenedor o pinzas para desmenuzar el pollo).

Cubra con rodajas de aguacate y cilantro fresco.

Sopa de Col Rizada, Salchicha y Batata

Ingredientes:

1 libra de salchicha molida

8 rebanadas de tocino (pavo o regular) cortado grueso

2 batatas- peladas y picadas en cubos

1 cebolla mediana

1 taza de hongos (setas) picados en rodajas

4-5 tazas de col rizada (kale) (pude usar espinacas)

5 tazas de agua

2 tazas de caldo de pollo, preferiblemente hecho en casa

1 lata de leche de coco o 1 ½ taza de leche de su elección

1 cucharada de ajo en polvo

Sal y pimienta

Procedimiento:

Comience a dorar las salchichas.

Corte el tocino, agréguelo a la salchicha y deje calentando hasta que estén dorados. Cuando esté cocido, retire del fuego y deje escurrir.

Agregue las verduras (cebollas, champiñones y batatas) a las 5 tazas de agua y 2 tazas de caldo de pollo. Deje cocinar durante 10 minutos.

Verifique si las batatas están blandas.

Agregue la col rizada y cocine por un par de minutos más para que pueda ablandar.

Agregue la lata de leche de coco (o la leche de su preferencia) y cocine a fuego lento.

Luego, agregue la salchicha y el tocino.

Agregué un poco de salvia, ajo en polvo, sal y pimienta.

Sopa de Calabaza y Sidra de Manzana

Ingredientes:

1 calabaza "butternut" grande

1 cucharadita de aceite de oliva o mantequilla orgánica

3 rebanadas de tocino (de pavo o regular) en corte grueso

1 zanahoria grande pelada

1 cebolla dulce grande y picada en cubitos

1 manzana "granny smith" grande y picada en cubitos

1 taza de sidra de manzana

1 cucharadita de canela

1 cucharadita de nuez moscada

1 cucharadita de jengibre

1 cucharadita de clavo

1 cucharadita de tomillo seco, molido

3 tazas de crema de coco

Sal y pimienta al gusto

Procedimiento:

Caliente el horno a 425 grados F.

Lave y corte la calabaza por la mitad longitudinalmente. Retire las semillas con una cuchara.

Cubra ligeramente la calabaza con aceite de oliva y rociar con sal y pimienta.

Colóquela en el horno con el corte hacia abajo durante 45 minutos. Cuando esté hecha, separe suavemente la cáscara de la pulpa.

Mientras la calabaza se cocina, corte el tocino a lo largo y luego en pedazos de ½ pulgada.

Calentar una olla de sopa a fuego medio alto.

Mezcle el tocino con 1 cucharadita de aceite de oliva. Cocine hasta que estén crujientes, revolviendo de vez en cuando.

Retire con una cuchara con ranuras y deje escurrir el exceso de grasa sobre un papel toalla.

Agregue la zanahoria, la cebolla y la manzana. Cubra con el resto de la grasa del tocino. Cocine durante 5 minutos.

Añada la sidra de manzana. Cocine hasta que las zanahorias estén suaves.

Agregue las especias y la crema de coco.

Una vez que la calabaza se haga, agréguela a la sopa. Desmenuce con una cuchara de madera. Cocine durante 10 minutos para mezclar los sabores.

Utilizando una batidora de mano, mezcle hasta que quede suave.

Una vez que haya alcanzado una consistencia cremosa, retire del fuego y sirva agregándole el tocino crujiente sobre esta.

Sopa de Langosta

Ingredientes:

16 onzas (1 libra) de langosta (alrededor de 5 colas pequeñas)

3/5 cucharadas de mantequilla orgánica

2 tazas de puerro (2 grandes)

2 tallos de apio (celery) picados

2 zanahorias, peladas y picadas en cubos

½ ramo de coliflor picado

4 tazas de caldo de vegetales

2 tazas de agua

1 cucharada de especies italianas

Sal y pimienta al gusto

1 hoja de laurel

4 a 6 dientes de ajo pelados

1 cucharadas de vino de jerez

1 lata de 6 onzas de pasta de tomate orgánica

tomillo fresco para decorar

Procedimiento:

Hierva la langosta en una olla con agua y sal. Cocine por 5 minutos.

Remueva la langosta del agua y deje enfriar.

Separe la carne del caparazón y córtelas.

En una olla, eche 2 cucharadas de mantequilla orgánica, el puerro, las zanahorias y el apio. Cocine hasta que el puerro este tierno.

Añada el caldo, el agua, el coliflor, el aderezo "herbes de Provence", la sal, la pimienta, la hoja de laurel, los dientes de ajo y los caparazones de langosta. Deje hervir.

Reduzca el fuego y déjelo hervir tapado por 30 minutos.

Utilizando un cucharón tipo escurridor, retire los caparazones y la hoja de laurel.

Licue hasta que esté suave.

Añada aproximadamente ¾ de la carne de langosta a la olla con el vino de jerez y la pasta de tomate. Bata hasta que se mezcle y deje calentándose a fuego lento.

En un sartén pequeño, a fuego medio, derrita lo que queda de la mantequilla y langosta. Cocine por 2 minutos hasta que la langosta esté cubierta en la mezcla.

Servir la crema de langosta, añadir una porción de la langosta en mantequilla en el centro y adornar con el tomillo fresco.

Sopa de Gazpacho Andaluz

Ingredientes:

3 libras de tomates maduros, sin semillas y cortados en trozos

½ libra de pepino pelado, sin semillas y picado en trozos

1/3 de libra de cebolla roja pelada y cortada en trozos

1/3 libra de pimiento verde o rojo sin semillas ni centro y cortado en trozos

2 dientes de ajo pelados y desmenuzados

1 pimiento jalapeño sin hueso, sembrado y cortado en trozos

1½ cucharaditas de sal "kosher" (más, si desea)

1 taza de aceite de oliva extra virgen, (un poco más para servir)

2 cucharadas de vinagre de jerez (un poco mas para servir)

2 cucharadas de cebollinos finamente picado

Pimienta negra recién molida

Queso halloumi (opcional)

Procedimiento:

Ponga todas las verduras en un tazón grande y mezcle con sal y deje que liberen una gran cantidad de su líquido.

Separar los verduras del líquido, reservando el mismo.

Coloque las verduras en una bandeja y sitúelos en el congelador durante al menos media hora, o hasta que estén parcialmente congelados.

Retire del congelador y deje descongelar completamente.

En un tazón grande, combine las verduras descongeladas, el líquido que reservó, el aceite y el vinagre de jerez.

Póngalos en una licuadora y mezcle hasta que estén bastante suave.

Viértalo en el tazón y bata para combinar las cantidades.

Sirva de inmediato o enfrie hasta 24 horas.

Sirva con vinagre de jerez, aceite de oliva, una pizca de cebollino, pimienta y si lo desea, añada queso "halloumi".

Sopa de Batata y Tocineta de la India

Ingredientes:

8 batatas pequeñas o 4 grandes (puede utilizar ñame)

½ taza de leche de coco

½ cucharadita de ajo picado (2-3 dientes)

1 cucharada de la especie "Garam Masala"

½ cucharadita de sal

½ taza de carne molida (res, pavo, pollo, etc.)

¼ a ½ taza de agua

1 ramita romero, finamente picada

Zumo de medio limón

6 rebanadas de tocino (de pavo o regular), finamente picado y salpimentado para más sabor

Procedimiento:

Asar las batatas.

Deje que se enfríen lo suficiente para pelarlas y picarlas.

Colóquelas en un procesador de alimentos grande o una licuadora.

Procéselas hasta que estén suave, añadiendo la leche de coco, el caldo y el agua.

Agregue los ingredientes restantes, excepto el tocino.

Si no está caliente, recaliente sobre la estufa y agregar 4 de las 6 rebanadas de tocino picado y mezcle.

Sirva y échele tocino crujiente por encima.

Sopa de Minestrone Estilo Paleo

Ingredientes:

5 salchichas de pavo grandes cocidas y cortadas en rodajas finas

½ col rizada (kale), de tamaño mediano desmenuzado

2 a 3 zanahorias, de tamaño mediano picadas

2 a 3 tallos de apio (celery) picados

4 tomates medianos, picados

1 cebolla mediana picada

1 batata mediana picada

2 batatas blancas medianas picadas

Un puñado de perejil fresco, finamente picado

4-5 dientes de ajo finamente picado

10 setas blancas, picadas

1 taza de vino tinto

2 a 4 tazas de agua filtrada

2 cucharadas de orégano

2 cucharadas de albahaca

Sal marina a gusto

Procedimiento:

En una cacerola a fuego medio-alto, caliente 2 cucharadas de aceite de coco y añadir las salchichas de cerdo.

Cocine estas salchichas hasta que estén bien hechas.

Mientras que las salchichas se están cocinando; corte la col, las zanahorias, el apio, los tomates, la cebolla, el ajo y las batatas para echarlos en una olla grande.

Añada en el vino tinto y suficiente agua para que cubre las verduras, pero tenga cuidado de no añadir demasiada agua o de lo contrario obtendrá una sopa muy liquida.

Hierva y cocine a fuego lento.

Una vez que las salchichas se cocinan, déjelas que se enfriar un poco y luego se rebanan finamente para agregarlas a la sopa.

Cocine la sopa por 45 minutos a 1 hora o hasta que las verduras estén completamente cocidas.

Sopa de Vieira

Ingredientes:

4 tiras de tocineta (pavo o regular) cruda, en cubitos

1 libra de vieiras (scalops)

8 onzas de hongos blancos, divididos en 4 partes

3 tallos de apio (celery) cortado en pedazos

1 cebolla en trozos

3 a 5 tazas de chirivías (parsnip)

1 cucharada de hojas de tomillo freso

¼ cucharadita de pimentón (paprika)

8 onzas de caldo de almejas

¼ taza de vino blanco seco

4 tazas de caldo de vegetales o pollo

1 cucharadita de jerez de cocina

Sal y pimienta a gusto

Procedimiento:

En una olla profunda, cocine la tocineta hasta que este crujiente. Ponga a escurrir en una toalla de papel en un plato aparte.

Cocine las vieiras en la misma olla con la grasa de la tocineta por 3 minutos, volteándolas hasta que se cocinen y se opaquen.

Añada los hongos, el apio y la cebolla en la misma olla.

Añada el resto de los ingredientes (excepto las vieiras, la tocineta y el jerez).

Deje hervir, baje a fuego lento y cocine por 30 minutos. Usando una batidora manual eléctrica, mezcle lo suficiente para que se convierta en una crema, pero dejando algunos trocitos.

Añada las vieiras y el jerez. Continúe cocinando hasta que las vieiras se calienten.

Sirva la sopa de vieiras en envases. Adorne con la tocineta y el tomillo.

Sopa de Zanahoria y Jenjibre

Ingredientes:

3 cucharadas de mantequilla sin sal o aceite de coco

1 ½ libras zanahorias (6-7 zanahorias grandes) rebanadas

2 tazas de cebolla blanca o amarilla picada

Sal al gusto

2 cucharaditas de jengibre picado

2 tazas de caldo de pollo

2 tazas de agua

3 tiras grandes de cáscara de una naranja

Procedimiento:

Caliente la mantequilla o el aceite de coco en una olla de sopa grande.

Agregue las zanahorias picadas y la cebolla a la olla y cocine a fuego medio durante 5-10 minutos. No deje que las zanahorias o la cebolla se doren.

Añada el resto de los ingredientes (el jengibre, la cáscara de naranja, el agua y el caldo). La cáscara de naranja se retirarán antes hacerse puré, así que asegúrese de que las tiras estén grandes y fácil de identificar en lugar de pequeños trozos.

Lleve a ebullición a fuego lento durante 10 minutos.

Retire las tiras de cáscara de naranja.

Haga un puré con una batidora manual eléctrica. O dividir en 3 a 4 partes y mezclar en una licuadora regular.

Adorne la sopa con un toque de aceite de oliva y algo de sal y pimienta recién molida.

Sopa de Berro

Ingredientes:

1 cucharada de caldo de pollo

1 puerro mediano

1 manojo de berros

1 cebolla grande

1/2 raíz de apio (celery) sin piel y picado

Sal y pimienta al gusto

Procedimiento:

Caliente el caldo de pollo a fuego lento en una olla.

En una sartén, salteé la cebolla, el puerro y el apio hasta que estén suaves.

Coloque la cebolla, el puerro y el apio en la olla. Reserve 1/3 parte aparte.

Condimente con sal y pimienta.

Agregue el manojo de berros y cocine a fuego lento unos minutos hasta que se marchite

Mezcle la sopa con la batidora manual eléctrica.

Añada las verduras picadas que usted reservó a la olla.

Sirva con una cucharada de crema agria o crema de coco.

Sopa de Calabaza y Manzana al Curry

Ingredientes:

2 calabazas medianas cortada por la mitad en sentido longitudinal, sin semillas (excepto para decorar)

2 manzanas picadas

1 cebolla amarilla mediana picada

1 pulgada de Jengibre fresco pelado y cortado en cubitos o rallado

1 cucharada de curry en polvo

1 lata de leche de coco

1-½ latas o cajita de caldo de pollo (mejor aun 1 ½ taza de caldo de pollo hecho en casa)

Aceite de coco

Sal y pimienta

Procedimiento:

Precaliente el horno a 425 grados F.

Caliente una cucharada de aceite de coco en una bandeja de asar.

Coloque la calabaza con el lado del corte hacia abajo en la bandeja.

Asar durante 45 minutos a una hora o hasta que esté tierna.

En una olla, caliente una cucharada de aceite de coco y salteé las manzanas y las cebollas hasta que estén suaves.

Añada el jengibre y el curry en polvo y salteé 2 minutos más.

Remueva la pulpa de la calabaza asada y añádala a la mezcla de manzana. Revuelva para incorporar sabores.

Agregue la leche de coco y el caldo de pollo. Revuelva para incorporar los ingredientes y llévelos a ebullición.

Cocine a fuego lento, sin cubrir durante 20 minutos.

Utilizando un mezclador de alta potencia o una batidora manual eléctrica, mezcle la sopa hasta que esté suave.

Adorne con las manzanas finamente cortadas en cuadritos, salteadas y las semillas de la calabaza.

Crema de Celery (Apio)

Ingredientes:

7 tallos de apio (celery), lavados y picados

1 cebolla pequeña picada

1 ½ cucharadas de aceite de oliva

2 tazas caldo de vegetales

½ taza de nueces de anacardo (cashew nuts)

sal y pimienta a gusto

Procedimiento:

Caliente el aceite de oliva en una olla grande, agregue el apio y la cebolla, revuelva para cubrir con el aceite. Baje el fuego y tape dejando los vegetales sofreir durante 5 minutos.

Agregue el caldo de vegetales y cocine a fuego lento durante 10 minutos.

Agregue las nueces de anacardo (cashew nuts) a la olla y cocine a fuego lento durante otros 5 minutos o hasta que el apio esté cocido.

Licue la mezcla de sopa hasta que esté suave.

Sazone con la sal y la pimienta.

Sopa de 3 Calabazas

Ingredientes:

1 calabaza butternut

1 calabaza golden acorn

1 calabaza white acorn

1-2 tazas de caldo de vegetales

1/4 taza de leche de coco ligera

1 cucharada aceite de oliva

Sal para condimentar

Procedimiento:

Precaliente el horno a 400 grados F.

Corte a la mitad cada calabaza, retire las semillas (y guárdelas para tostarlas) y luego corte en pedazos de 1 a 11/2 pulgadas de grueso.

Coloque los pedazos de calabaza sobre un molde de hornear con papel de aluminio. Cubra con el aceite de oliva y sazone con sal. Áselas durante unos 30 minutos o hasta que estén dorados (volteando una vez a mitad de la cocción).

Cuando la calabaza se ha enfriado retire del horno y separe la pulpa de la piel.

En una olla mediana a grande, coloque la pulpa de la calabaza y 1 1/2 tazas de caldo de vegetales y póngala a hervir. Baje el fuego a lento y añada la leche de coco.

Retire del fuego y triture la sopa con la batidora manual eléctrica.

Mezcle hasta que esté suave, añadiendo cualquier caldo adicional para lograr la consistencia que le guste. Añada sal si desea.

Sopa BLT

Ingredientes:

3 latas de 14 oz tomates en cubitos

1 paquete de 12 onzas de tocineta (de pavo o regular) de corte grueso cortado en cubitos

6 tallos de apio (celery), picados

6 dientes de ajo cortados en cubitos

1 cebolla grande cortada en cubitos

1 cabeza lechuga romana (lechuga para adornar)

1 hoja de laurel

3 tazas de caldo de pollo, preferiblemente hecho en casa

1 taza de vino blanco

1 cucharada de perejil seco

1/2 cucharadita de pimentón

1 pizca de hojuelas de pimiento rojo

Sal y pimienta

Procedimiento:

En una olla grande cocine la tocineta en cubitos hasta que suelte la grasa y la tocineta esté completamente cocida. Quite la tocineta cocida y reserve. Vierta la mitad de la grasa y deséchela (o guárdela en el refrigerador para el desayuno). Vuelva a calentar la grasa restante a fuego medio.

Agregue la cebolla y el apio y sazone con sal y pimienta. Cocine hasta que la cebolla empiece a dorarse. Añada el ajo y cocine hasta que las verduras comienzan a caramelizar. Vierta el vino blanco (o caldo de pollo) y desglase la sartén.

Agregue el tomate cortado en cuadritos, el caldo de pollo, las hojuelas de pimiento rojo y la hoja de laurel. Revuelva para combinar.

Lleve a ebullición y luego reduzca a fuego lento. Deje cocer durante 30 minutos.

Retire del fuego para que no se seque la mezcla de la sopa. Retire la hoja de laurel y deséchela. Mezcle la sopa hasta que esté cremosa usando su batidora manual eléctrica.

Sazone con sal y pimienta al gusto.

Para servir, coloque la sopa en tazones y decore con tocineta cocida.

Guacamole Norteño

Ingredientes:

3 aguacates

Jugo de 1 lima o limón exprimido

½ cucharadita de sal marina

½ cebolla picada

½ pimiento jalapeño sin semillas y finamente picado

2 tomates sin semillas y cortado en cubitos

1 cucharada de cilantro picado

1 diente de ajo finamente picado y triturado (opcional)

Procedimiento:

Retire la pulpa de los aguacates con una cuchara.

En un recipiente grande mezcle la pulpa de aguacate con jugo de limón, la sal, el ajo (si se utiliza) hasta que se haga un puré.

Incorpore la cebolla, el tomate, el pimiento jalapeño y el cilantro.

Mantenga refrigerado en un recipiente hermético.

Chips de Taro Hechas en Casa

Ingredientes:

2 libras de malanga en rodajas muy finas

½ taza de aceite de coco

Sal marina y pimienta recién molida, al gusto

Procedimiento:

Precaliente el horno a 400 grados F.

En un envase grande, añada aceite de coco derretido a las rodajas de taro y cubra bien.

Condimente con sal y pimienta.

Acomode las rodajas sobre la parrilla del horno o mejor aún, en una de las que se usan para enfriar galletas y bizcochos (asegúrese de que se pueda usar en el horno).

Horneé durante 15 minutos o hasta que estén crujientes y doradas.

Retire del horno y deje enfriar en la parrilla

Hummus Estilo Paleo con Palitos de Vegetales

Ingredientes:

2 calabacines medianos cocidos y picados

3/4 taza de pasta de sésamo

1/4 taza de aceite de oliva y un poco más para adornar

Jugo de 1 limón fresco

2 dientes de ajo medianos a grandes

1 cucharadita de comino molido

1 cucharadita de sal marina

2 cucharaditas de perejil fresco picado para adornar

1 cucharadita de pimentón (paprika) (opcional)

Procedimiento:

Coloque todos los ingredientes en una licuadora o procesador de alimentos con los trozos de calabacín en el fondo.

Mezcle hasta que esté suave.

Sirva el "humus" en un envase, adorne con perejil, rocíe con aceite de oliva y pimentón.

Servir con verduras en palitos y/u hojas de lechuga verde.

Mayonesa Natural al Estilo Paleo

Ingredientes:

2 yemas de huevo (preferiblemente orgánico)

1½ taza de aceite de aguacate o aceite de nuez de macadamia

1 cucharada de mostaza Dijon

½ cucharadita sal marina

1/8 cucharadita de pimienta blanca

2 cucharadas de jugo de limón de recién exprimido

Procedimiento:

Todos los ingredientes deben estar a temperatura ambiente.

Combine la yema de huevo, la mostaza, la sal, la pimienta y el jugo de limón en un tazón y bata hasta que quede suave (puede usar una licuadora).

Mientras se bate, comience a añadir el aceite poco a poco.

Cuando la mezcla comienza a pegarse en las paredes de la licuadora, añada entonces el resto del aceite, y bata.

Colóquela en un recipiente cubierto con papel transparente y se mantendrá en el refrigerador, tiene hasta 3 días para que se conserve.

Vinagretta de Chalote

Ingredientes:

3 tazas de aceite de oliva

2 chalotes, picados

3 cucharadas de mostaza de Dijon

1 1/2 cucharaditas de sal marina

Pimienta negra recién molida, al gusto

1 taza de vinagre de sidra de manzana

Procedimiento:

En un envase, bata todos los ingredientes juntos excepto el vinagre.

Añada el vinagre lentamente, de vez en cuando deguste para verificar la acidez.

Vierta la vinagreta en un recipiente de vidrio con una tapa y refrigere.

La vinagreta se mantendrá durante al menos tres semanas. Antes de su uso, muévala, ya que el aceite y el vinagre, tienden a separarse.

Pasta de Curry Verde Tailandés

Ingredientes:

2 a 4 pimientos Serrano

3 dientes grandes de ajo picados

2 cucharadas hierba de limón ("lemon grass"), machacado y picado

4 cucharadas de cilantro, finamente picado

1 ½ cucharadita de pasta de camarones

½ cucharadita de semillas de comino

Aceite de coco, según sea necesario

½ cucharadita de semillas de cilantro

Procedimiento:

En un sartén a fuego bajo, tueste el comino y las semillas de cilantro durante unos 5 minutos y deje enfriar.

Ponga todos los ingredientes en una licuadora, excepto el aceite de coco y licúe hasta obtener una pasta.

Si está muy espesa, añada aceite de coco para diluir un poco.

Almacene en un frasco de cristal, refrigere durante un máximo de 3 a 4 meses.

Dip Griego de Queso Feta y Chile Jalapeño

Ingtredientes:

8 onzas de queso feta

1 jalapeño grande cortado por la mitad a lo largo y sin semillas

¼ de taza de yogur griego

¼ de cucharadita de aceite de coco

½ cucharadita de perejil fresco picado

1 cucharadita de aceite de oliva extra virgen

Procedimiento:

Derrita el aceite de coco en una sartén a fuego alto, agregue el chile jalapeño cortado por la mitad y cocine hasta que estén blandos (unos 5 minutos).

Retire del fuego y use una toalla para limpiar el aceite de coco.

Pique el jalapeño.

Añada a la licuadora todos los ingredientes excepto el perejil y triture hasta que esté cremosa.

Por último, añada el perejil y licúe durante un par de segundos más.

Ensalada de Parsley y Médula

Ingredientes:

2 médulas de carne de res o ternera (bone marrow)

¼ de taza de perejil finamente picado

¼ taza de cebollas finamente picadas

2 cucharaditas de aceite de oliva

1 cucharadita de jugo de limón fresco

¼ de cucharadita de ralladura de limón

Sal al gusto

Procedimiento:

Precaliente el horno a 450° grados F.

Ponga las médulas en una bandeja forrada con aluminio.

Cocine hasta que se torne suave, aproximadamente por 15 minutos.

Mientras se cocina, en un tazón pequeño combine el perejil, la cebolla, el aceite de oliva, el jugo de limón y la ralladura de la cáscara de limón y la sal.

Para servir, saque la médula del horno y colóquela encima de la ensalada de perejil.

Crema de Vegetales Verdes

Ingredientes:

2 cucharadas de mantequilla orgánica, mantequilla "ghee" o aceite de oliva

1 cebolla pequeña picada

1 diente de ajo grande picado

¼ de caldo de pollo

1 manojo de vegetales frescos de su predileccion, enjuagadas y cortadas

1 taza de leche de coco o crema de leche

ingredientes adicionales: rodajas de cebolleta, cebollino, tocino (de pavo o tradicional), queso "Parmigiano Reggiano" finamente rallado o crema fresca

Procedimento:

Caliente la mantequilla sobre fuego medio.

Añada la cebolla, cocine a fuego lento, hasta que esté transparente.

No permita que las cebollas se oscurezcan.

Añada el ajo y cocine unos minutos más; no deje que se dore.

Añada el caldo, suba el fuego a medio-alto y lleve a ebullición.

Añada los vegetales y cocine unos pocos minutos hasta que estén tiernas.

Apague el fuego y sirva.

Salsa de Mostaza y Hierbas Para Marinar

Ingredientes:

2 cucharadas de mostaza (amarilla o Dijon)

1 cucharada de vinagre de vino tinto

2 cucharadas de aceite de oliva

1 cucharada tamari (gluten free)

2-4 dientes de ajo picados

3 cucharadas de orégano fresco (o 1 cucharada si es seco)

1 cucharada de estragón fresco

¼ de taza o menos de albahaca fresca picada

4 ramitas de romero fresco

Procedimiento:

Mezcle todos los ingredientes.

Salsa de Alcaparras y Hierbas para Marinar

Ingredientes:

1 taza de perejil

¼ de taza de hojas de menta

2 cucharaditas de mostaza, amarilla o Dijon

2 filetes de anchoas

1 ½ cucharada de alcaparras escurridas

1 cucharada de jugo de limón fresco

¼ de taza de aceite de oliva

Sal y pimienta al gusto

Procedimiento:

Mezcle todos los ingredientes, excepto el aceite, en una procesador de alimentos hasta que todo quede completamente triturado.

Poco a poco agregue el aceite con el procesador, mientras este esta encendido hasta que la salsa llegue a la consistencia deseada.

Salsa de Jenjibre y Ajonjolí Para Marinar

Ingredientes:

¼ de taza de vinagre de arroz sin condimentar

¼ de taza de aceite de sésamo tostado

2 cucharadas de ralladura de jengibre fresco pelado

2 cucharadas de tamari (gluten free)

1 jalapeño picado y sin semillas

Procedimiento:

Mezcle todos los ingredientes.

Salsa de Frambuesas para Marinar

Ingredientes:

1 taza de frambuesas frescas o descongeladas

¼ de taza tamari sin trigo

¼ de taza de vinagre de arroz sin condimentar

1 cucharada de aceite de sésamo tostado

2-4 tallos de cebollín cortado

2-4 dientes de ajo, finamente picado

Procedimiento:

Mezcle todos los ingredientes en la licuadora.

Té de Limoncillo

Ingredientes:

2-3 tallos de hierba de limón ("lemongrass)

4 tazas de agua

Hojas de menta fresca (opcional)

Procedimiento:

Extraiga el bulbo del limoncillo corte y aplaste los tallos.

Hierva los tallos en agua y tápelos.

Retire del fuego y deje reposar durante 20 minutos.

En este punto, puede añadir un toque de azúcar o miel para darle un sabor dulce.

Tome frío o a temperatura ambiente.

Opcional: añada hojas de menta fresca.

Leche de Coco "Express" Hecha en Casa

Ingredientes:

3 tazas de coco rallado sin azúcar

3 a 6 tazas de agua filtrada

Opciona- Endulzante (stevia, eritritol, xilitol)

Procedimiento:

Caliente un poco el agua, pero no deje que hierva.

Añada el agua y el coco en una licuadora y mezcle a alta velocidad durante 3 a 5 minutos para hacer una pasta fina.

Cuele la leche utilizando una estopilla o colador para tratar de tener lo más liquido posible.

Si usted tiene un exprimidor centrífugo, puede utilizarlo.

Mantenga refrigerado.

Pico de Gallo

Ingredientes:

6 tomates roma o tomates ciruela cortados en cubitos

1 cebolla roja pequeña, finamente picada

4 cucharadas de cilantro fresco

1 pimiento jalapeño pequeño sin semillas y picados

Jugo de 1 limón fresco

1 diente de ajo, finamente picado

Pizca de comino molido

Pizca de orégano seco al gusto

Sal marina y pimienta negra molida al gusto

Procedimiento:

Mezcle todos los ingredientes.

Refrigere por lo menos 3 horas.

Aguacate Cremoso con Aderezo de Tomate

Ingredientes:

1/3 taza de aceite de oliva virgen extra

1 diente de ajo, finamente picado

2 cucharadas de jugo de limón recién exprimido

1 aguacate maduro, pelado, sin semillas y picado

2 cucharadas de crema de coco

1 cucharada de cilantro, finamente picado

1 tomate pequeño, sin semillas y picado muy finamente

Sal y pimienta negra al gusto

Procedimiento:

En una licuadora, procese aceite de oliva, ajo y limón.

Añada el aguacate, la crema de coco y mezcle hasta que quede suave.

Añada el cilantro y el tomate picado y sazone al gusto con sal y pimienta.

Palitos de Vegetales Crudos con Mantequilla de Almendra

Ingredientes:

2 tazas de almendras, remojadas durante la noche

Sal marina al gusto

Tallos de apio (celery), si desea

Zanahorias, peladas y cortadas en palitos

1 cucharada de miel (opcional)

Procedimiento:

Precaliente el horno a 350 F.

Después de remojar, seque almendras con una toalla de cocina.

Coloque en un molde para hornear y asar durante 10 a 12 minutos, asegurándose de no se quemen.

Añada las almendras en un procesador de alimentos y procese hasta hacer una pasta suave.

Rectifique de sal y de miel que es opcional.

Sirva sobre un plato rodeado de las verduras crudas que desee.

Estofado de Pollo Cremoso

Ingredientes:

1 cucharada de mantequilla orgánica

1 cebolla amarilla picada

3 zanahorias picadas

3 tallos de apio (celery) picados

4 dientes de ajo picados

3 tazas de caldo de pollo, preferiblemente hecho en casa

2 pechugas grandes de pollo cocidas, sin hueso y sin piel, picadas en trozos grandes

1/2 cucharadita de salvia

1/2 cucharadita de tomillo seco

1/4 cucharadita de sal de mar, al gusto

Pimienta blanca, al gusto

1/2 a 1 taza leche de coco

Procedimiento:

Caliente la mantequilla orgánica en una olla a fuego medio.

Agregue la cebolla y cocine mientras remueve, durante aproximadamente 5 minutos. Agregue las zanahorias y revuelva durante unos minutos antes de añadir el apio.

Cocine por 5 minutos más. Agregue el ajo y deje cocinar durante 1 minuto más.

Añada el pollo picado, la salvia, el tomillo, la sal y pimienta.

Revuelva un par de veces a medida que continúa calentándose, luego agregue la leche de coco y está lista para servir. Si desea una sopa cremosa, aumente la leche de coco a 1 taza.

El Guacamole Perfecto

Ingredientes:

2 aguacates grandes maduros

1/2 cucharadita de sal

2 cucharadas de cilantro fresco picado

2 cucharadas de cebolla roja finamente picada

1 limón recién exprimido

½ taza de jugo de naranja

Procedimiento:

Haga un puré con los aguacates.

Colóquelo en un tazón grande. Agregue la sal, el cilantro, la cebolla, el jugo de limón y el jugo de naranja. Mezcle bien.

Salsa Marinara

Ingredientes:

1/3 taza de tomates secos

1 cucharada de mantequilla orgánica

1 cebolla amarilla picada

1 cucharada de ajo picado

2 tazas de pasta de tomate

1 cucharada de especias Italianas

Sal y pimienta

Procedimiento:

Para preparar los tomates secos: Si estaban empacados en aceite, simplemente mida 1/3 taza y luego píquelos. Si son secos, remójelos completamente en agua durante 15 minutos para rehidratar. Luego mida 1/3 taza y píquelos.

En una sartén u olla, caliente la mantequilla a fuego medio.

Añada la cebolla y el ajo, y cocine hasta que se ablanden; unos 10 minutos.

Añada los tomates picados, el puré y el condimento italiano.

Cocine a fuego lento sin tapar durante 20 minutos.

Sirva con la consistencia que tiene o triture con una batidora manual si le gusta que la salsa esté completamente suave.

Aceite de Perejil

Ingredientes:

7 Tazas de Agua

1 cucharadita de sal

1 taza de aceite de oliva

1 manojo de perejil (aproximadamente 25-30 tallos)

Procedimiento:

Llene una olla con la agua y la sal.

Lleve a ebullición y añada el perejil, presionando hacia abajo para que esté completamente sumergido el agua.

Hierva apenas 20 segundos, se dará cuenta del color verde intenso, y luego inmediatamente sumerja el perejil en una recipiente con agua fría durante 20 segundos. Escurra y exprima el exceso de agua del perejil.

Pique el perejil en trozos más pequeños y colóquelos en la licuadora durante 2 minutos con el aceite de oliva. La mezcla será muy suave y completamente verde en color.

Vierta el aceite a través de un colador de malla fina o través de una gasa estirada sobre la parte superior de un recipiente. Todas las partículas de perejil deben estar comprendida en el colador, así que lo que gotea muy lentamente es puro aceite aromatizado por el perejil. Este proceso pueden necesitar ser hecho en pequeños lotes dependiendo de cuán grande es el colador.

Vinagretta Básica

Ingredientes:

¼ taza de vinagre de vino rojo, jerez o balsámico

1 cucharada de chalote picado (cebolla)

1 cucharadita de mostaza

½ cucharadita de sal

¼ cucharadita de pimienta negra

½ a ¾ taza de aceite

Procedimiento:

Bata los primeros cinco ingredientes a mano.

Añada el aceite poco a poco y continúe batiendo hasta que se mezclen. Puede utilizar un procesador de alimentos.

Tape bien y colóquelo en un refrigerador, la vinagreta se mantendrá durante varias semanas.

Agite bien antes de utilizarla ya que el aceite y el vinagre se separarán.

Aderezo César

Ingredientes:

2 cucharaditas de vinagre de vino tinto

3 cucharadas de jugo de limón fresco

1 cucharada de anchoas, majadas o en pasta

1 ó 2 dientes de ajo finamente picados o más al gusto

½ taza aceite de oliva

Sal y pimienta al gusto

¼ a ½ taza de queso rallado Parmigiano-Reggiano

2 yemas de huevos crudos (opcional)

Procedimiento:

Mezcle el vinagre, el jugo de limón, las anchoas y el ajo. Si usa huevos y queso, añádalos ahora.

Eche poco a poco el aceite de oliva sin dejar de batir hasta que se incorporen bien los ingredientes.

Añada sal y pimienta al gusto.

Puede servir sobre lechuga romana y cubrir pollo cortado en cubos o un filete de salmón.

Aderezo de Aguacate y Menta

Ingredientes:

2 cucharadas de vinagre de vino de arroz sin condimentar

1 cucharada jugo de limón

½ taza de aceite

15 a 20 hojas de menta

¼ a ½ de un chile jalapeño, picado

¼ de aguacate

sal marina a gusto

Procedimiento:

Puede batir a mano o más fácil, hacer un puré con el aguacate en una licuadora.

Licúe con todos los demás ingredientes y añada sal a gusto.

Aderezo de Almendra y Coco

Ingredientes:

2 cucharadas de jugo de limón fresco

2 cucharaditas de mantequilla de almendras

¼ de taza de leche de coco

1 cucharada de cilantro, finamente picado

1 cucharada de menta, finamente picada

⅛ cucharadita de hojuelas de pimienta roja

Pizca de sal marina

Procedimento:

Mezcle el jugo de limón y 2 cucharadas de agua caliente con la mantequilla de almendras hasta que la misma tenga una consistencia suave.

Bata en el resto de los ingredientes.

Añada la sal, las hierbas y las hojuelas de pimienta roja al gusto.

Aderezo Ranch

Ingredientes:

1 taza de mayonesa veganaise o hecha en casa

1 taza de mantequilla orgánica

1 cucharada finamente picado cebollas verdes o cebollinos

1 cucharada de perejil fresco picado

1 cucharada de cebolla finamente picada

1 diente de ajo pequeño picado

Pizca de pimentón (paprika)

Pizca de pimienta de cayena ó 1-2 gotas de salsa picante Tabasco

1 cucharadita de sal marina, al gusto

½ cucharadita de pimienta negra recién molida, al gusto

Procedimiento:

Combine todos los ingredientes con una licuadora.

Almacenar en una botella o frasco de cristal en el refrigerador.

Aderezo de Confetti

Ingredientes:

4 cucharadas de mayonesa veganaise o hecha en casa

2 cucharadas de aceite de oliva extra virgen

2 cucharaditas de vinagre de sidra de mañana (Apple cider vinegar)

Procedimiento:

Bata el aceite de oliva con una cucharada de mayonesa hasta que quede bien mezclado.

Repita con el vinagre, una cucharadita a la vez.

Pruebe y ajuste con más aceite de oliva o vinagre si es necesario.

Salsa de Limón y Alcaparras

Ingredientes:

½ taza de mayonesa veganaise o hecha en casa

2 a 3 cucharadas de jugo de limón fresco

Ralladura de medio limón (opcional)

2 cucharadas de alcaparras (si son grandes, píquelas)

Mostaza Dijon, al gusto

Procedimiento:

Coloque la mayonesa en un tazón pequeño.

Primero añada el jugo de limón, una cucharada a la vez, revolviendo para mezclar en cada ocasión.

Añada la mostaza, la ralladura de limón (si se utiliza) y las alcaparras y revuelva para mezclar bien.

Agregue más jugo de limón, mostaza o alcaparras, si lo deseas.

Para mejorar o modificar el sabor, considere añadir de hierbas frescas o cucharadas de pimentón.

Conserve en un frasco de vidrio hermético en el refrigerador, le durará alrededor de una semana sin dañarse.

Ketchup Estilo Paleo

Ingredientes:

1 lata (6 onzas) de pasta de tomate

1/3 taza de vinagre de sidra de manzana (Apple cider vinegar)

1 taza de agua

3 cucharadas de miel cruda o pura

3 cucharadas de cebolla picada

2 dientes de ajo picados

1 cucharadita de sal marina

⅛ cucharadita de pimienta de Jamaica

⅛ cucharadita de clavo molido

⅛ cucharadita de pimienta negra molida

Procedimiento:

Mezcle todos los ingredientes en un procesador de alimentos o batidora de mano.

Añada un poco de agua si está demasiado gruesa.

Conservar en un frasco bien tapado en el refrigerador.

Salsa de Chimichurri

Ingredientes:

1 manojo de perejil

1 manojo de cilantro

2 cucharadas de orégano fresco

¼ de cebolla rojo

4-5 dientes de ajo

2 cucharadas de jugo de limón

½ a 3/4 tazas de aceite de oliva extra virgen

½ cucharadita de sal marina

½ cucharadita de comino

Procedimiento:

Coloque todos los ingredientes en un procesador de alimentos.

Mezcle hasta que consiga la consistencia deseada.

Utilícela sobre alguna carne.

Vinagreta de Manzanas Verdes

Ingredientes:

1 cucharada aceite de semilla de uva o aceite de coco

1 cucharada de cebolla rallada

1 diente de ajo pequeño

1/2 taza de vinagre de sidra de manzana

1 a 2 manzanas Granny Smith

Salmón orgánico o pavo asado

1/2 taza de queso gorgonzola orgánico (opcional)

1 aguacate (opcional)

2 cucharadas de vinagre balsámico

½ cucharadita de stevia

½ cucharadita de sal marina

¼ de cucharadita de pimienta negra

½ taza aceite de oliva

Procedimiento:

Caliente el aceite de coco en un sartén a fuego medio-alto.

Añada la cebolla y el ajo para que se cocine durante aproximadamente un minuto.

Añada las manzanas y deje descomponer (aproximadamente 1-2 minutos).

Agregue el vinagre y revuelva para mezclar.

Transfiera la mezcla a una licuadora o procesador de alimentos y agregar la stevia, la sal y la pimienta.

Mezcle hasta que esté suave y agregue el aceite de oliva poco a poco en la licuadora o procesador de alimentos. Si desea quitar todas las semillas, cuele a través de un colador de malla.

Coloque los vegetales en un plato con los ingredientes restantes y rocie con la vinagreta.

Pesto De Albahaca

Ingredientes:

4 tazas de hojas de albahaca fresca

1/2 taza de piñones tostados o nueces

1/2 taza de queso parmesano rallado

2 dientes de ajo

1/4 taza de aceite de oliva, 3 cucharadas adicional

Sal de mar y pimienta negra al gusto

1/2 cucharadita de chile en polvo (opcional)

Procedimiento:

Coloque la albahaca en un procesador de alimentos.

Vierta aproximadamente 1 cucharada del aceite en la albahaca y mezcle hasta formar una pasta.

Añada poco a poco los piñones, el queso parmesano, el ajo, el chile en polvo (si se utiliza) y el aceite restante.

Continúe mezclando hasta que quede suave.

Pesto de Arúgula

Ingredientes:

1 tazas de rúcula o arúgula

1/2 taza de almendras o nueces crudas

1 cucharada de jugo de limón

1 cucharada de ralladura de limón

2 a 3 cucharadas de aceite de oliva

Sal de mar y pimienta negra al gusto

Procedimiento:

Coloque la rúcula, las almendras, el jugo de limón, la ralladura de limón y 1 cucharada de aceite en un procesador de alimentos.

Mezcle hasta formar una pasta.

Añada el aceite restante, junto con la sal y la pimienta.

Pesto de Pimiento Morrón y Tomate

Ingredientes:

3 cucharadas de piñones (pine nuts)

2 tazas de pimientos rojos

12 tomates

1/2 de taza de hojas de albahaca fresca

2 dientes de ajo

2 cucharadas de queso parmesano rallado

2 a 3 cucharadas de aceite de oliva

Sal y pimienta negra al gusto

Opción picante: 1/4 a 1/2 cucharadita de pimienta roja molida

Procedimiento:

Coloque los piñones, los pimientos rojos, la albahaca, el ajo, el queso parmesano y 2 cucharadas de aceite en un procesador de alimentos.

Mezcle hasta que quede suave y espeso, añada más aceite si es necesario para crear una pasta espesa.

Sazone al gusto con sal y pimienta.

Pesto Tradicional

Ingredientes:

½ taza de piñones (pine nuts)

2-3 dientes de ajo grandes

½-¾ de taza de aceite de oliva

2 a 3 tazas de hojas de albahaca fresca

Procedimiento:

Coloque los piñones y el ajo en un procesador alimento y pulse varias veces.

Añada la albahaca y pulse un poco más.

Agregue lentamente el aceite de oliva y mezcle hasta que esté suave.

Sazone con sal al gusto.

POSTRES

*** POSTRES ***

"Pot de Creme" de Chocolate Oscuro y Frambuesa

Ingredientes:

1 taza de leche de coco

6 onzas de chocolate oscuro (en polvo o barra derretido)

2 huevos orgánicos

1 cucharadita de extracto de vainilla pura

8 frambuesas frescas y orgánicas, para adornar

Procedimiento:

Mezcle el chocolate negro, los huevos y la vainilla en un mezclador (licuadora) de alta velocidad hasta que quede suave.

En una olla pequeña caliente leche de coco hasta que esté casi hirviendo, verá vapor que se elevaba de la leche, pero no debe ser burbujeante todavía.

Vierta lentamente la leche de coco en la licuadora y mezcle hasta que esté suave.

Coloque 1 frambuesa en el fondo de cuatro platos "soufflé" de 8 onzas.

Vierta la mezcla de crema de chocolate en los platos.

Cubra cada plato y deje enfriar en la nevera durante dos horas.

Decore con el chocolate negro y una frambuesa fresca.

Galletas de Coco y Dátiles

Ingredientes:

un poco menos de ½ taza de nueces, remojadas durante la noche

4 dátiles, remojados por 20 minutos, sin pepas y picados en trozos

¼ a ½ de cucharadita de jengibre picado, al gusto

gota de extracto de vainilla

1 ½ taza de hojuelas de coco rallado

3 cucharadas de crema de coco

Aceite de coco para engrasar el molde

Procedimiento:

Precaliente el horno a 350 grados F.

Coloque las nueces, los dátiles, el jengibre y la vainilla en un procesador de alimento hasta que los dátiles estén completamente descompuestos e incorporados a los frutos secos y al jengibre.

Añada las hojuelas de coco y crema de coco en el procesador de alimentos y procese hasta que se combinen todos los ingredientes.

Retire la masa en un recipiente para mezclar con las manos.

Aplique el aceite de coco en un recipiente para concinar (hornear).

Con una cuchara de medición forme una bola de galleta.

Use sus dedos para hacer las formas lo más uniforme que desea que sean.

Horneé durante 30 minutos.

Sirva.

Almendras a la Italiana

Ingredientes:

1 taza de almendras sin sal

1 cucharadita de aceite de oliva o mantequilla orgánica

1 cucharadita de hojas frescas de romero picado

1 cucharadita de ajo picados o prensados (alrededor de 2 dientes de ajo medianos)

½ cucharadita de cebolla en polvo

1 cucharadita de sal marina

Procedimiento:

Precaliente el horno a 250 grados F.

Coloque las almendras en un envase y mezcle con las 2 cucharaditas de aceite.

En un tazón pequeño, mezcle el ajo, la cebolla en polvo, el romero y la sal.

Cubra las almendras con la mezcla de especias y mezcle para cubrir uniformemente.

Difunda las almendras en una sola capa sobre una bandeja para hornear.

Horneé por 20 minutos.

Manzanas al Horno

Ingredientes:

4 manzanas crujientes

4 cucharadas de mantequilla orgánica

nuez moscada en polvo (aproximadamente ¼ de cucharadita o más; al gusto)

canela en polvo (aproximadamente ½ a 1 cucharada)

6 clavos

Procedimiento:

Precaliente el horno a 350° grados F.

Pele las manzanas y córtelas por la mitad.

Rompa la mantequilla orgánica en trozos.

Coloque las mitades de manzana en un plato para hornear y cubra con mantequilla.

Espolvoreé con las especias molidas y clavos.

Horneé durante 1 hora y 15 minutos.

Cada 15 minutos mueva las manzanas para que la mantequilla constantemente se junte con las manzanas y especias.

Deseche los clavos y sirva caliente con la salsa de mantequilla.

Paletas de Fresa y Naranja

Ingredientes:

1 libra de fresas picadas

2 naranjas (orange)

16 onzas de yogurt orgánico

pizca de vainilla

palitos de madera

Procedimiento:

Exprimir el jugo de las 2 naranjas utilizando un colador para eliminar las semillas.

Añada la mayoría de las fresas, pero reserve 5 fresas.

Machaque las fresas para el puré.

Agregue la vainilla, el yogurt y trozos de fresas sin aplastar.

Mezcle bien con una cuchara.

Vierta en moldes de paleta, inserte los palos de madera, y congele durante unas horas o toda la noche.

Retírelas del refrigerador.

Pastel de Batata y Avellanas

Ingredientes:

2 tazas de avellanas

1 batata

2 huevos orgánicos

2 cucharaditas de edulzantes (stevia, eritritol, xilitol, etc... -opcional)

1 cucharadita de bicarbonato de sodio

¼ de cucharadita de sal marina

Procedimiento:

Antes de comenzar la preparación, deje en remojo aproximadamente 2 tazas de avellanas con agua durante 12-24 horas.

Horneé una batata grande a 375 grados F durante unos 40-45 minutos hasta que esté bastante suave.

Para hornear la torta, enjuague las avellanas, pele la patata dulce y añada los demás ingredientes a la licuadora o procesador de alimentos.

Mezcle hasta que se vea una consistencia de puré.

Vierta en una bandeja y hornee a 375° F por unos 30 minutos.

Barritas de Nueces

Ingredientes:

1 taza de almendras

1 taza de avellanas

1 ½ tazas de nueces

2/3 de taza de harina de lino

2/3 de taza de coco rallado (sin azúcar)

¼ de taza de mantequilla de almendra sin sal (u otra mantequilla de nuez)

½ cucharadita de sal o (opcional)

1 cucharadita (o más o menos depende su gusto) de endulzante (eritritol o xilitol)

¼ de taza de aceite de coco derretido

Opcionales: ½ taza de chocolate oscuro en pedacitos

Procedimiento:

Coloque las almendras, avellanas, nueces, harina de linaza, el coco rallado, la mantequilla de almendra, la sal y la melaza en un procesador de alimentos.

Dependiendo del tamaño de su procesador de alimentos, debe añadir las nueces poco a poco.

Procese hasta que la consistencia sea bastante suave y lentamente vierta el aceite hasta que se forme una pasta gruesa.

Añada el chocolate o frutos secos y mezcle.

Eche la masa en un molde 8" x 8" forrada con papel de cera y presione hacia abajo de manera uniforme para llenar el molde.

Deje enfriar en el refrigerador durante al menos 1 hora o más, hasta que se endurezca.

Corte la masa en barras.

Crema Batida de Bayas

Ingredientes:

2 tazas de crema de coco (coconut cream)

½ taza de bayas (berries) de su elección

Vainilla (opcional)

Procedimiento:

Enfríe la crema.

Coloque la crema en una taza para batir.

Encienda la batidora en alta velocidad y bata por 3-5 minutos, hasta que se vuelve esponjosa.

Mezcle con la vainilla.

Sirva ½ taza de crema con ½ taza de bayas.

Puede mantener la crema adicional en la nevera durante un par de días.

Bolitas Chocolatosas

Ingredientes:

6 dátiles "medjool"

½ taza de nueces (pecanas, nueces de Brasil, macadamias...)

2 cucharadas de mantequilla de almendras, opcional

¼ de taza de coco rallado

1 a 2 cucharadas de polvo de cacao o algarroba (carob)

Procedimiento:

Remoje los dátiles en agua durante unos 20 minutos para que ablanden.

Seque y remuévale las semillas.

Triture las nueces en un procesador de alimentos y añada los dátiles hasta que se combinen bien.

Añada los ingredientes restantes. El coco rallado lo puede utilizar tanto en la mezcla o para cubrir el exterior de las bolitas.

Después de que todos los ingredientes se combinan completamente, forme bolitas del tamaño de una pelota de golf.

Ruede las bolitas por el cacao o polvo de algarroba, nueces molidas, coco rallado o las puede dejar como estén.

Estos pequeños "brownies" pueden consumirse inmediatamente o colocarse en el refrigerador para una consistencia más firme.

Salsa de Manzana

Ingrendientes:

Una docena de manzanas

½ taza de jugo de limón fresco

sirope (maple syrup)

canela (opcional)

Procedimiento:

Corte las manzana en 4 mitades.

En una olla, agregue el jugo de limón y todas las manzanas

Cubra las manzanas con agua.

Con la tapa puesta, deje hervir, luego baje el calor y cocine a fuego lento por unas horas hasta que las manzanas estén bien cocidas y blandas.

Añada un cuarto o media taza de agua si las manzanas comienzan adherirse al sartén.

Permita que se enfrían las manzanas y extraiga las semillas

Agregue el sirope y canela al gusto, si se utilizan.

Conserve en frascos de vidrio cubiertos en el refrigerador por 10 días.

Melocotón Francés

Ingredientes:

2-4 cucharadas de sirope puro (maple syrup)

3 tazas de melocotones en rodajas

1 taza de leche de coco

1 taza de "half & half" o crema

4 huevos orgánicos

¼ de taza de harina (de coco, almendra)

1 cucharadita de vainilla

Procedimiento:

Engrase levemente con mantequilla, una bandeja de hornear.

En una licuadora, mezcle los ingredientes, excepto los melocotones por unos 2 minutos.

Vierta la mezcla sobre los melocotones.

Horneé a 375 ° grados F durante unos 40-45 minutos o hasta que la mezcla o "clafouti" esté dorado

Deje enfriar ligeramente.

Decore con canela, un chorrito de crema de leche, y/o crema batida.

Helado de Menta y Chips de Chocolate

Ingredientes:

4 tazas de leche de coco

1 ½ cucharadas de extracto puro de vainilla

1 taza de eritritol o xilitol

2 puñados de pedacitos de cacao

1 cucharadita de menta en polvo (si esta en hoja cortelo pequeñito)

Procedimiento:

Mezcle los primeros 4 ingredientes con una batidora de mano hasta que se disuelva el eritritol o xilitol.

Añada semillas de cacao y ponga en una máquina de hacer helado (siga las instrucciones de las máquinas).

El proceso durará aproximadamente 25 minutos.

Transfiera a un recipiente de vidrio, cúbralo y ponga a congelar para conseguir un helado más firme.

Gelato de Fresa

Ingredientes:

1 - 10 onzas de fresas congeladas (aproximadamente 2 tazas)

1 aguacate maduro

Stevia al gusto

Procedimiento:

Ponga las fresas y el aguacate en un mezclador (licuadora o food procesor)

Asegúrese de que se mezclen bien.

Luego agregue la stevia al gusto.

No le añada mucha azúcar, puesto que las fresas ya son dulces.

Helado de Leche de Coco

Ingredientes:

2 huevos grandes enteros o 4 yemas

½ taza (o menos) de sirope o miel

2 latas de leche de coco

Procedimiento:

Bata los huevos en un envase por 1 a 2 minutos, hasta que estén suaves y esponjosos.

Añada el sirope (o miel) hasta que esté bien mezclado. Vierta la leche de coco y bata de nuevo para mezclar bien.

Al momento de usar la máquina de helado, lea primero las instrucciones.

Utilice un envase hondo y póngalo en el congelador, verifique cada 30 minutos y agite para que se congele uniformemente.

Manzanas al Horno con Miel y Macadamia

Ingredientes:

Pizca de sal marina

4 manzanas para tartas no peladas

1/3 de taza o más de macadamias picadas

¼ de cucharadita de anís triturado

2 cucharadas de mantequilla derretida

2 cucharadas de miel

Procedimiento:

Precaliente el horno a 375F

Remueva el centro de las manzanas y rebánelas, salpique con anís machacado y sal.

Coloque las manzanas en la bandeja para hornear en forma de abanico.

Vierta la mantequilla derretida y la miel sobre las manzanas.

Espolvoreé las manzanas con las macadamias picadas.

Horneé durante 20 minutos y sirva caliente.

Galletas de Almendra

Ingredientes:

3 tazas de harina de almendra

½ taza de eritritol o xilitol

½ taza de aceite de coco derretido

¼ de cucharadita de sal marina

2 huevos grandes orgánicos

¼ de taza de coco rallado sin azúcar

¼ de taza de cacao en polvo

1 cucharadita de vainilla

1 cucharadita de bicarbonato de sodio

Procedimiento:

Precaliente el horno a 350 grados F.

Combine los ingredientes secos y deje a un lado.

En un recipiente aparte combine los huevos, el eritriol o xilitol y la vainilla con una batidora de mano.

Vierta los ingredientes líquidos lentamente en los ingredientes secos y bata hasta que se mezclen.

Mézclelos en el aceite de coco derretido.

En una bandeja forrada con papel encerado, coloque bolitas de la mezcla.

Horneé durante 8-10 minutos.

Dulce de Almendras Sin Azúcar

Ingredientes:

2 tazas de mantequilla cremosa de almendras crudas (sin sal)

1 cucharadita de sal kosher o sal de mar

½ taza aceite de coco

1/8 taza de eritritol o xilitol

Procedimiento:

Simplemente se mezclan todos los ingredientes en un tazón mediano, hasta que se logre una consistencia suave y cremosa.

Se puede usar una batidora de mano.

Transfiera la mezcla a un molde cuadrado para hornear, forrado con papel encerado.

Esparsa la mezcla con una espátula de manera que quede lisa y congele hasta que se endurezca; por aproximadamente una hora.

Retire, corte en cuadrados y sirva inmediatamente.

Barras de Chocolate con Coco

Ingredientes:

1 taza de coco rallado sin azúcar

1 paquete o ½ cucharadita de Stevia en polvo

1 cucharadita de extracto de vainilla

1 taza de crema de coco

4 cucharadas de aceite de coco

2 cucharadas de cacao en polvo sin azúcar

Procedimiento:

Mezcle el coco rallado con crema de coco, 1/2 del extracto de vainilla y ½ paquete de stevia y mezcle bien con una espátula o una cuchara

Coloque la mezcla de coco rallado en una pequeña cacerola para hornear forrada con papel de pergamino (parchment paper.)

Con la mezcla forme en un rectángulo plano de alrededor de 4 pulgadas por 6 pulgadas y 1 pulgada de grueso (las medidas pueden variar.)

Coloque los rectángulos en el congelador durante 2 horas, hasta congelado solido

Retire del congelador y corte en 5 barras

Mientras tanto, preparará la capa de chocolate:

Derretir el aceite de coco en una sartén pequeña hasta que se haga liquido

Añadir el polvo de cacao restante de stevia y extracto de vainilla al aceite de coco

Mezcle bien a fuego lento durante unos 2 minutos, hasta que todos los ingredientes estén bien mezclados

Dejar enfriar a temperatura ambiente, pero todavía líquido.

Ahora sumerja las barras en la mezcla de cacao y gire a todos los lados para cubrir uniformemente. Ayuda si las barras están congeladas para que no se rompan.

Coloque las barras de nuevo en la charola de hornear

Cuando todas las barras estén cubiertas, colóquelas en el refrigerador para endurecerlas.

Las barras se pueden guardar en la nevera para una consistencia más dura o a temperatura ambiente para que sean más suaves.

El cacao se derrite si se mantiene a una temperatura demasiado alta.

Caramelos de Aceite de Coco (Similar a los Fat Bombs)

Ingredientes:

1 taza de aceite de coco virgen semi sólido (no derretido)

1 cucharadita de extracto de vainilla

1-2 cucharadas de eritritol, xilitol o swerve

1/2 cucharadita de sal de mar

2-4 cucharadas de cacao orgánico sin endulzar

2 cucharadas de mantequilla de almendra u otra mantequilla de nuez

Opcional: coco rayado sin azúcar (seco)

Procedimiento:

Mezcle todos los ingredientes en un tazón o procesador de alimentos hasta que la mezcla esté lisa.

Coloque la mezcla por cucharada en papel encerado o en pergamino (parchment paper), o sobre el coco rayado.

Refrigere hasta que los caramelos sean sólidos, luego guárdelos en un recipiente cubierto en la nevera.

Nueces Pecanas (Pecans) con Chocolate Especial

Ingredientes:

42 mitades de nueces pecans (aproximadamente 2,5 onzas)

2 oz chocolate obscuro (dark chocolate) 100%

Especias de su elección - mis favoritos son canela, nuez moscada y sal de vainilla

Procedimiento:

Precaliente el horno a 350 grados F.

Coloque las mitades de las nueces en una sola capa en un poco de papel de hornear y hornear en el horno durante 7 minutos.

Deje que las nueces se enfríen durante 10-20 minutos.

Derretir el chocolate obscuro.

Sumerja cada mitad de pecan en el chocolate oscuro derretido con un tenedor y coloque de nuevo en el papel de pergamino (parchment paper.)

Espolvorear una pequeña cantidad de la especia / sal de su elección en la parte superior de las nueces cubiertas de chocolate.

Colocar en el refrigerador por 1-2 horas para que se seque el chocolate.

Gelato de Limón Paleo

Ingredientes:

1 lata de leche de coco completa (entera) (full fat)

1 taza de leche de coco o almendra sin azúcar

4 yemas de huevo

2 a 3 cucharadas de eritritol, xilitol o swerve (mayor o menor cantidad dependiendo en la dulzura deseada)

3/4 taza de jugo de limón fresco (2-3 limones)

2 cucharadas de cáscara de limón rallada

Procedimiento:

Batir las yemas de huevo y reservar.

Combine las leches y el endulzante en una cacerola pesada a fuego medio alto y lleve a hervir. Una vez que la leche está hirviendo, reduzca el fuego a bajo.

Lentamente bata alrededor de un cucharón lleno de leche en las yemas de huevo, batiendo todo el tiempo.

Añada lentamente la mezcla de la yema de huevo de nuevo en la cacerola caliente, batiendo el tiempo entero. Añadir la cáscara de limón en este momento.

Continúe cocinando la mezcla a fuego lento y revolviendo hasta que se espese, y que cubra la parte posterior de una cuchara.

Retirar del fuego y agregar el jugo de limón. Colar la mezcla para eliminar las semillas y la cáscara de limón.

Coloque en el refrigerador o congelador para enfriar.

Una vez enfriado, pasar a través de una maquina de hacer helados (ice cream maker) o congelar en una sartén (loaf pan).

Helado de Fresa Paleo

Ingredientes:

2 latas (13.5 onzas) de leche de coco

16 oz de fresas congeladas

2 a 3 cucharadas de eritritol, xilitol o swerve (menor o mayor cantidad dependiendo en la dulzura deseada)

1/2 taza de fresas frescas picadas (opcional)

Procedimiento:

En una licuadora mezclar todos los ingredientes con excepción de las fresas frescas y mezclar hasta que quede suave. Coloque la mezcla en una máquina de hacer helado (ice cream maker) y siga el proceso de acuerdo a las instrucciones del fabricante. (Alternativamente congelar en un molde para hacer pan de no tener la maquina para hacer helado.)

Añadir las fresas justo antes de que el helado se hace, para combinar.

Sirva inmediatamente o coloque el helado en el congelador durante 1-2 horas para endurecer.

Parfait de Vainilla

Ingredientes:

1 lata de leche de coco entera refrigerada

10 gotas de stevia líquida

1 cucharadita de extracto de vainilla puro, sin alcohol

1 taza de bayas frescas (berries)

½ taza de nueces picadas (almendras, pecanas o walnuts)

Procedimiento:

Agregue la leche de coco, el stevia y el extracto de la vainilla a la batidora o licuadora. Utilizando el accesorio de batidor, mezcle durante 30 segundos hasta que esté bien combinado. Dejar de lado.

Mezcle las bayas y las nueces en un tazón grande. Dejar de lado.

Vierta la crema de vainilla pudín en 4 frascos separados, alrededor de 3 cucharadas cada uno. Luego, divida la mitad de la mezcla de nuez entre los frascos. Vierta una segunda capa de crema de vainilla pudín encima (1 cucharada), seguido por la mezcla de nuez restante.

De manera opcional le puede añadir por encima canela molida

¡Servir!

Pudín de coco

Ingredientes:

1 y 2/3 taza de leche de coco

3 yemas de huevo orgánicos

3 cucharadas de miel (6 cucharadas de eritritol, xilitol o Swerve para hacerla baja en carbohidratos)

1/2 cucharadita de extracto de vainilla

1 cucharada de gelatina grass fed (grassfed beef gelatin)

Procedimiento:

En un tazón pequeño agregue la gelatina y 1 cucharada de la leche de coco. Dejar de lado.

En una cacerola mediana a fuego mediano-bajo agregar la leche de coco y el edulcorante restantes.

Cocine durante 3-5 minutos o hasta que esté caliente, revolviendo de vez en cuando.

Agregue las yemas de huevo a un tazón mediano.

Una vez que la leche de coco esté caliente, lentamente vierta sobre las yemas de huevo batiendo constantemente.

Añadir la mezcla de nuevo a la olla y cocinar por otros 3-4 minutos o hasta que sea ligeramente más grueso.

Añadir la gelatina a la olla y batir para incorporar.

Vertir la mezcla uniformemente en 4 platos para postre (como los que se utilizan para los Créme Bruleé) y refrigerar por lo menos 2 horas.

Biscotti Especial de Chocolate

Ingredientes:

2 tazas de almendras enteras

2 cucharadas de semillas de chia

1/4 taza de coco rallado sin azúcar

1 huevo orgánico

1/4 taza de aceite de coco

1/4 taza de polvo de cacao

Stevia equivalente a 2-3 cucharadas de azúcar

1/4 cucharadita de sal

1 cucharadita de bicarbonato de sodio

Procedimiento:

Precaliente el horno a 350 grados F (175C)

Mezcla (en una licuadora o procesador de alimentos) las almendras enteras con las semillas del chía (la mezcla debe ser bastante fina).

Mezclar bien todos los ingredientes.

Coloque la masa en un pedazo de papel de aluminio para dar forma a 8 rebanadas en forma de biscotti (dedos delgados largos). (O puede refrigerar la masa durante 30 minutos en una forma de pan y luego cortar con cuidado).

Horneé a 350 grados F durante 12 minutos.

**Disfrute calientes (va a ser suave), o deje que se seque más en el horno a una temperatura baja o bien deje de lado durante la noche.

Galletas para Detoxificar

Ingredientes:

½ taza de mantequilla de almendras (sin azúcar añadido)

2 cucharaditas de aceite de coco

2 huevos orgánicos

½ cucharadita de extracto de vainilla

1 cucharadita de canela

1 cucharada de harina de coco

¼ taza de nueces pecanas picadas (pecans)

1 taza de coco rallado (sin endulzar)

Procedimiento:

Precalentar el horno a 350 grados F.

Prepare una bandeja de hornear con papel de hornear.

En un tazón mezclar la mantequilla de almendra, los huevos, el aceite de coco (derretido) y la vainilla. **Esto no es fácil, así que prepárate para revolver un poco para conseguir todo mezclado.

Agregar lentamente la canela y la harina de coco hasta que se mezclen y luego añadir el coco rallado y pecanas.

Coloque una cucharada (un "scoop") en la hoja de hornear en pequeños grupos debe hacer 8-10 dependiendo del tamaño deseado.

Aplanar grumos con un tenedor de ¼ de grueso (puede que necesite algo de harina de coco extra para usar en el tenedor para que no se pegue a las galletas).

Hornear durante 12-14 minutos.

**NO horneé demasiado porque sino se secarán.

Caramelos Especiales de Chcolate y Macadamia

Ingredientes:

2 oz de manteca de cacao (cocoa butter)

2 cucharadas de cacao en polvo sin azúcar

2 cucharadas de eritritol, xilitol o swerve

4 oz Macadamias picadas

¼ taza de crema o aceite de coco para la opción libre de lácteos

Procedimiento:

Derretir la manteca de cacao en una sartén pequeña en un baño de agua. (Sólo uso otra cacerola ligeramente más grande, medio lleno con agua).

Agregue el polvo de cacao a la sartén.

Ahora agregue el endulzante y mezcle bien hasta que todos los ingredientes estén bien mezclados y derretidos.

Añadir las macadamias y mezclar bien.

Añadir la crema, mezclar bien y volver a la temperatura.

Ahora vierta en moldes o tazas de papel de caramelo.

Dejar enfriar, luego poner en la nevera para endurecer.

Se mantiene a temperatura ambiente, con una consistencia ligeramente más suave que el chocolate.

Galletas de Limón Sin Harina

Ingredientes

¾ taza de crema de coco ablandada (coconut cream)

¼ de taza de mantequilla de anacardo (cashew)

¼- ¾ taza de eritritol, xilitol o swerve

1 huevo orgánico

¼ taza de jugo de limón FRESCO, sin semillas (alrededor de 1 limón)

1 cucharada de cáscara de limón rallada

1 cucharadita de polvo de hornear o baking powder (sin gluten ni maíz)

1 Pizca de sal

Procedimiento:

Coloque la crema de coco en un procesador de alimentos y pulse hasta que quede suave.

Añadir los ingredientes restantes en el procesador de alimentos hasta que se combinen y la cáscara de limón ha desaparecido.

Dependiendo de lo suave que sea su crema de coco, es posible que tenga que colocar la masa en el refrigerador durante unos minutos para endurecer.

Una vez que la masa es lo suficientemente dura, rodar en bolas de una pulgada. Coloque las bolas en una hoja de galletas forrada de papel de hornear y presione ligeramente hacia abajo. Las galletas se extenderán ligeramente.

Horneé a 350° grados F durante unos 10-12 minutos o hasta que esté ligeramente marrón alrededor de los bordes.

Deje que las cookies se enfríen durante unos minutos para ayudarles a asentar y luego transferir al refrigerador. Almacene en un recipiente hermético y refrigere si prefiere una galleta más dura.

Brownies de Coco Paleo

Ingredientes:

3/4 taza de cacao en polvo (o cacao orgánico)

2 huevos (orgánicos es mejor)

1/2 taza de jarabe de arce o miel cruda (para hacerlo bajo en carbohidratos 1/2 taza de eritritol o xilitol o tambien puedes usar 2 cucharadita de extracto de polvo de stevia)

1 taza de aceite de coco derretida

1/2 taza de leche de coco en lata llena de grasa

1 cucharadita de extracto de vainilla

1 taza de harina de almendras, apilar (blanqueado es mejor)

1/2 cucharadita de bicarbonato de sodio

1/2 taza de coco rallado

1/2 taza de nueces picadas

Procedimiento:

Precaliente el horno a 350 grados.

Mezcle el cacao, los huevos, el edulcorante, el aceite de coco, la leche de coco y la vainilla en un recipiente.

En otro tazón combine la harina de almendras, el bicarbonato de sodio, el coco rallado.

Mezclar los dos tazones y verter en un plato de hornear cuadrado.

Hornear durante 30 minutos y dejar enfriar durante 15 minutos antes de servir.

Rinde 9 brownies.

Fudge Estilo Keto

Ingredientes: (Porciones: 12)

1 taza de aceite de coco, suave pero sólido

¼ de taza de leche de coco entera

¼ taza de cacao en polvo orgánico

¼ cucharada de eritritol, xilitol o swerve (o una gota de stevia liquida)

1 cucharadita de extracto de vainilla

½ cucharadita de extracto de almendra

½ cucharadita de sal marina

Procedimiento:

Coloque el aceite de coco y la leche de coco en un tazón mediano y mezcle con una batidora de mano en la parte alta durante 6 minutos o hasta que estén bien combinados y brillantes.
CONSEJO: Utilicé mi mezclador de pie.

Coloque los ingredientes restantes en el tazón y revuelva a baja velocidad hasta que el cacao se combina . Aumente la velocidad y mezcle hasta que todo esté bien combinado. Pruebe el dulce y ajuste a la dulzura deseada.

Coloque una hoja de papel pergamino o cera a lo largo del interior de una cacerola de pan.

Coloque la cacerola en el congelador por lo menos 15 minutos, hasta que se ponga firme.

Utilice los bordes del pergamino para sacar el fudge de la sartén.

Colocar en una tabla de cortar y quitar el papel de pergamino.

Utilice un cuchillo afilado para cortar el dulce de azúcar en cuadrados.

Almacenar en un recipiente hermético en el congelador. Se hará liquido si lo dejas en un área caliente.

Receta de las Empanadas de Hierbabuena

Ingredientes:

1/2 taza de mantequilla de coco

1/4 taza de coco rallado sin endulzar

2 cucharadas de aceite de coco

1 cucharadita de extracto de menta (agregar más al gusto)

Stevia al gusto (o utilizar 2 cucharadas de miel cruda)

4 oz 100% chocolate obscuro

4 cucharadas de aceite de coco

Procedimiento:

Ablande la mantequilla de coco y 2 cucharadas de aceite de coco y mezclar con el coco rallado sin endulzar, stevia y extracto de menta.

Vierta 2 cucharaditas en cada taza de muffins mini y poner en la nevera durante 1 hora. Compruebe que esta capa es sólida antes de pasar al siguiente paso.

Derretir las 4 cucharadas de aceite de coco y chocolate oscuro y mezclar bien. agregue 1 cucharadita en cada mini taza de muffins para que forme una capa. Coloque en la nevera durante 1 hora. Compruebe que esta capa es sólida antes de pasar al siguiente paso.

Repita los pasos 2 y 3 para tantas capas como desee.

Made in the USA
Columbia, SC
29 January 2023